北京儿童医院
BEIJING CHILDREN'S HOSPITAL

福棠儿童医学发展研究中心
FUTANG RESEARCH CENTER
OF PEDIATRIC DEVELOPMENT

儿童健康好帮手

儿童皮肤病分册

总主编 倪 鑫 沈 颖

主 编 马 琳 杨小英

编 者 （按姓氏笔画排序）

马 琳 首都医科大学附属北京儿童医院

王召阳 首都医科大学附属北京儿童医院

申春平 首都医科大学附属北京儿童医院

邢 嬛 首都医科大学附属北京儿童医院

刘元香 首都医科大学附属北京儿童医院

孙 娟 首都医科大学附属北京儿童医院

孙玉娟 首都医科大学附属北京儿童医院

李 丽 首都医科大学附属北京儿童医院

杨小英 山西省儿童医院

肖嫒嫒 首都医科大学附属北京儿童医院

徐 哲 首都医科大学附属北京儿童医院

翁 丽 首都医科大学附属北京儿童医院

韩晓锋 首都医科大学附属北京儿童医院

褚 岩 首都医科大学附属北京儿童医院

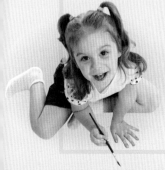

人民卫生出版社

图书在版编目（CIP）数据

儿童健康好帮手.儿童皮肤病分册/马琳，杨小英主编.
—北京：人民卫生出版社，2017
ISBN 978-7-117-24606-4

I.①儿… Ⅱ.①马… ②杨… Ⅲ.①儿童–保健–问题
解答 ②小儿疾病–皮肤病–诊疗–问题解答
Ⅳ.①R179-44 ②R751-44

中国版本图书馆 CIP 数据核字（2017）第 120171 号

人卫智网	www.ipmph.com	医学教育、学术、考试、健康，
		购书智慧智能综合服务平台
人卫官网	www.pmph.com	人卫官方资讯发布平台

儿童健康好帮手——儿童皮肤病分册

主　　编：马　琳　杨小英
出版发行：人民卫生出版社（中继线 010-59780011）
地　　址：北京市朝阳区潘家园南里 19 号
邮　　编：100021
E - mail：pmph @ pmph.com
购书热线：010-59787592　010-59787584　010-65264830
印　　刷：北京顶佳世纪印刷有限公司
经　　销：新华书店
开　　本：787×1092　1/32　印张：7.5
字　　数：116 千字
版　　次：2017 年 7 月第 1 版　2017 年 7 月第 1 版第 1 次印刷
标准书号：ISBN 978-7-117-24606-4/R·24607
定　　价：29.00 元

打击盗版举报电话：010-59787491　E-mail：WQ @ pmph.com
（凡属印装质量问题请与本社市场营销中心联系退换）

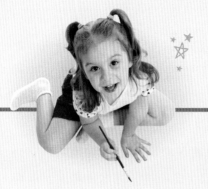

序

2016年5月,国家卫生和计划生育委员会等六部委联合印发《关于加强儿童医疗卫生服务改革与发展的意见》的文件,其中指出:儿童健康事关家庭幸福和民族未来。加强儿童医疗卫生服务改革与发展,是健康中国建设和卫生计生事业发展的重要内容,对于保障和改善民生、提高全民健康素质具有重要意义。文件中对促进儿童预防保健提出了明确要求,开展健康知识和疾病预防知识宣传,提高家庭儿童保健意识是其中一项重要举措。

为进一步做好儿童健康知识普及与宣教工作,由国家儿童医学中心依托单位首都医科大学附属北京儿童医院牵头,联合福棠儿童医学发展研究中心20家医院知名专家,共同编写了"儿童健康好帮手"系列丛书。本套丛书共计22册,涵盖了儿科22个亚专业中的常见疾病。

本套丛书从儿童常见疾病及家庭常见儿童健康问

题入手,以在家庭保健、门诊就医、住院治疗等过程中家长最关切的问题为重点,以图文并茂的形式,从百姓的视角,用通俗易懂的语言进行编写,集科学性、实用性、通俗性于一体。

本套丛书可作为家庭日常学习使用,也可用于家长在儿童患病时了解更多疾病和就医的相关知识。本套丛书既是家庭育儿的好帮手,也是临床医生进行健康宣教的好帮手。希望本套丛书能够在满足儿童健康成长、提升家庭健康素质、和谐医患关系等方面发挥更大的作用!

总主编
2017 年 5 月

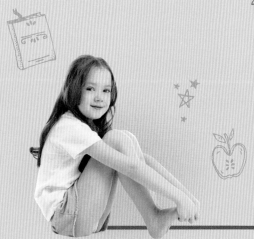

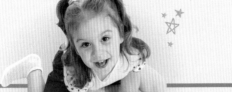

前言

Foreword

婴幼儿皮肤薄嫩，护理稍有不慎就可能出现皮肤问题。因此皮肤病在小儿中十分普遍。小儿常见皮肤病有别于成人皮肤病，具有自己的特点。虽然目前国内外也有许多有关小儿皮肤病优秀的著作，但针对小儿家长的指导用书相对较少。

皮肤科的临床实践基于对临床疾病的观察，对于小儿的特殊性，需要皮肤科医生具有丰富的临床经验。首都医科大学附属北京儿童医院皮肤科专注于小儿皮肤病，在此方面具有丰富的临床经验，对小儿皮肤病有独到的理解。

为了让患儿家属了解小儿常见皮肤病，指导患儿的皮肤护理、预防皮肤病，我们总结了多年来的临床经验，完成此书。本书系统剖析小儿常见皮肤病，旨在指导家长对患儿的皮肤护理、用药，让家长面对小儿皮肤病更加从容，同时更好地配合临床医生治疗。本书通俗易懂、图文并茂,可最高效地帮助家长解决问题,减少患儿的痛苦。

希望广大家长从本书中获益,使皮肤病得到及时、正确的处理、治疗,使孩子远离皮肤病困扰,健康成长,我们共同努力!

本书如有不妥之处,希望广大读者指正批评。

马 琳

2017 年 5 月

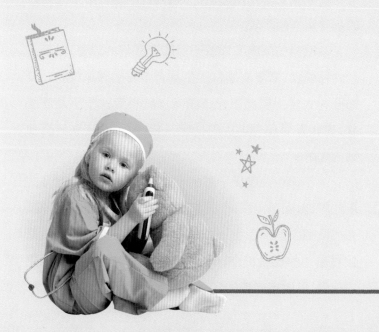

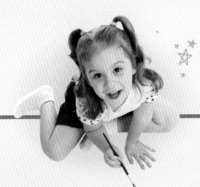

目录

Contents

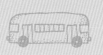

101　　**七、皮肤白斑**

111　八、胎记

123　九、红斑鳞屑性皮肤病

151　十、毛发和甲病

181　十二、痣和肿物

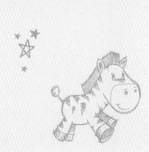

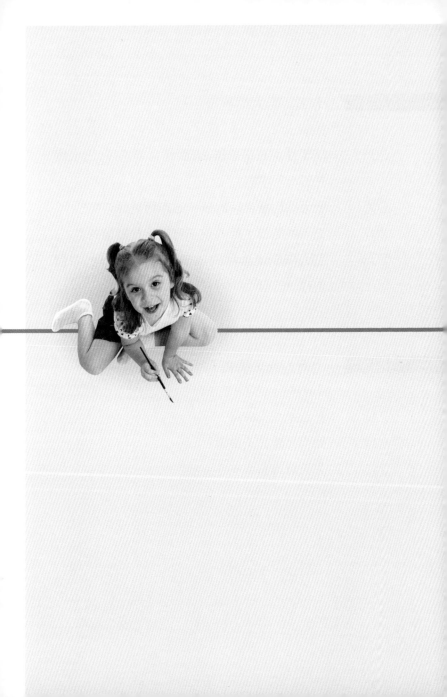

一、病毒性皮肤病

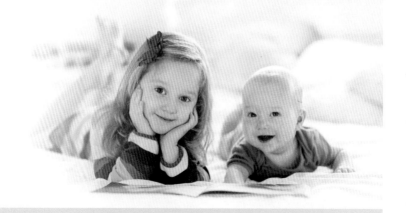

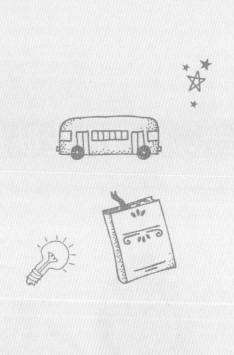

水痘患儿在家应该如何护理?

水痘传染性强,必须早期隔离患儿,直至皮疹全部干燥结痂脱落,时间大约2周左右。多给孩子饮水,吃易于消化并富含营养的食物,如稀饭、绿豆汤、牛奶、豆浆、鸡蛋等。多吃水果。水痘皮疹很痒,注意避免让小儿用手去抓,可涂一些止痒药物。如果皮疹已经破溃、感染,局部涂抗生素软膏。孩子如有高热,可服用退热药物。对于体质较差的患儿及重症的患儿,要密切观察病情,如有精神食欲差、高热不退、嗜睡等,要及时就医,因水痘偶可致脑炎等并发症。

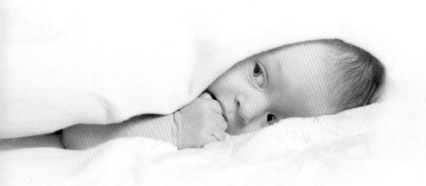

患儿的飞沫或皮疹污染的空气、被褥、衣服和用具进行消毒。餐具要煮沸消毒10分钟；玩具用肥皂水擦洗；被褥、衣服及其他不能煮沸的东西,晾在阳光下曝晒4~6小时。室内适当通风,保持室内空气新鲜。孩子要经常更

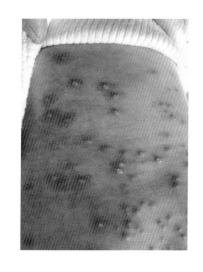

换内衣、床单、被褥。经常洗手,剪指甲,避免抓破皮疹继发细菌感染。

该不该注射水痘疫苗？

美国疾病预防控制中心推荐对所有人群均接种水痘疫苗,其数据显示接种的有效率可以达到 98%,而且可以终生免疫。对于儿童,目前国内推荐 1 岁以后进行接种,追踪发现接种后产生保护作用很高。而接种后如果再被水痘病毒感染,只有 1%~2% 的人会产生类似水痘红疹,不过症状都很轻微,而且出疹数较少,全身症状也较轻。

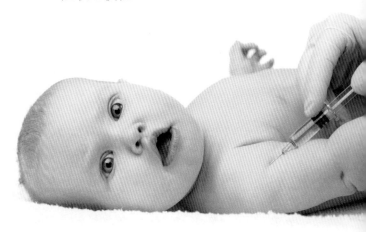

单纯疱疹患儿注意事项?

单纯疱疹患儿的全身症状大多较为轻微,病损有自限性,一般预后良好;但发生于特殊部位的疱疹损害则有可能导致严重后果,应该警惕。例如,疱疹性角膜炎是导致失明的常见病因之一;新生儿及其他各种原因造成的免疫力低下者感染单纯疱疹病毒后,则病毒可能播散累及重要脏器,预后严重。

幼儿园出现单纯疱疹患者后,应嘱其在家隔离,治疗痊愈后始能返校。有的患儿皮肤上可能会出现大疱、血疱,糜烂、渗出,及时治疗,10天左右可以痊愈。多休息,给以易消化的饮食和充足的水分。预防继发细菌感染。不要接触、搔抓患处皮疹,避免传染到其他部位,尤其是眼部。可外用药，促使水疱干燥、结痂。在患儿抵抗力低的时候，单纯疱疹容易复发。所以平时要均衡饮食，加强锻炼身体，增强体质。

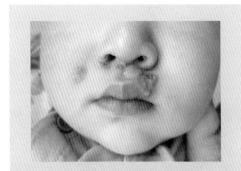

（注：首都医科大学附属北京儿童医院提供图）

带状疱疹的特点是什么？如何护理？

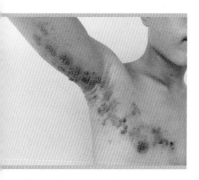

（注：首都医科大学附属北京儿童医院提供图）

带状疱疹系由水痘－带状疱疹病毒感染所致,主要以神经和皮肤的损害为临床特征。其疼痛呈阵发性烧灼痛及触痛,儿童疼痛轻微。皮疹可在局部皮肤疼痛前后或同时出现。开始为红斑,继而在红斑基础上,出现成簇的大小不等的水疱,呈单侧带状分布。

家庭护理要点：

❀ 患儿常有程度不同的疼痛感、全身不适、低热及食欲缺乏等症状,应及时就医。

❀ 避免用手搔抓、摩擦,以免继发细菌感染,加重病情。床单、被褥、内衣要应勤换、多晒太阳。内衣要柔软、宽松。患者应注意休息,保证有充足的睡眠。

❀ 同时应给予高蛋白、高维生素及易消化食物,勿食辛辣刺激食物。

手足口病有什么表现？

　　一般手足口病患儿的症状较轻，大多数患者发病时，往往先出现发热症状，手掌、脚掌出现红色皮疹、水疱。口腔黏膜出现疱疹、溃疡，疼痛明显，影响进食。部分患者可伴有咳嗽、流涕、食欲缺乏、恶心、呕吐和头疼等症状。极少数患者病情较重，可并发脑炎、心肌炎、肺炎等，如不及时治疗可危及生命。

（刘跃梅）

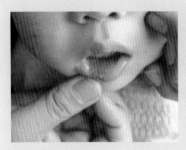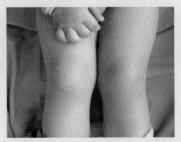

（注：首都医科大学附属北京儿童医院提供图）

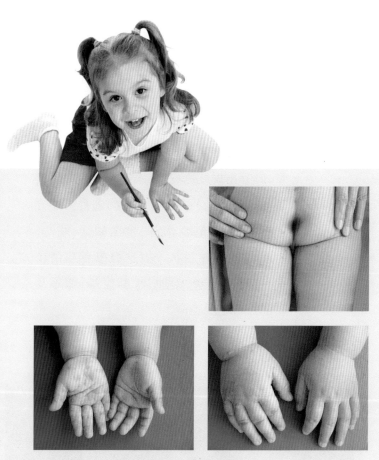

（注：首都医科大学附属北京儿童医院提供图）

手足口病是怎么传播的？
有疫苗吗？

手足口病传播途径多，主要通过密切接触病人的粪便、疱疹液和呼吸道分泌物（如打喷嚏的飞沫等）及被污染的手、毛巾、手绢、牙杯、玩具、餐具、奶瓶、床上用品等而感染。手足口病目前没有疫苗，但只要早发现、早治疗，是完全可防可治的。

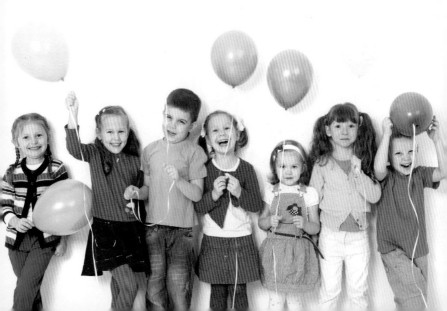

哪些人容易患手足口病?

婴幼儿和儿童普遍易感,3 岁及 3 岁以下婴幼儿更容易得病。由于成人的免疫系统较完善,感染后一般不发病,也无任何症状。但感染后会传播病毒,因此成人也需要做好防护,避免传染给孩子。

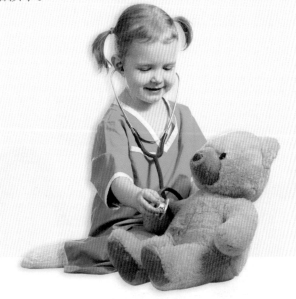

手足口病能治好吗？

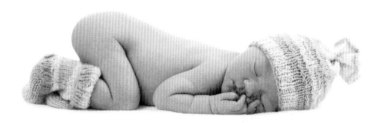

　　如果得了手足口病，绝大多数情况下7~10天可以治愈，不会留下后遗症，皮肤上也不会留下瘢痕。只有个别重症患者可能出现脑膜炎、肺炎等，只要积极配合医师治疗，多数可以痊愈。

手足口病家庭怎么预防?

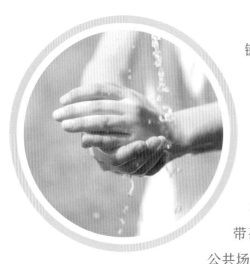

预防手足口病的关键是注意家庭及周围环境卫生,讲究个人卫生。饭前便后、外出后要用洗手液洗手;居室要经常通风;要勤晒衣被。流行期间不带孩子到人群密集的公共场所,要避免接触患病儿童。流行期可每天晨起检查孩子手心、脚心和口腔有没有异常,注意孩子体温的变化。

如果家里有孩子感染手足口病，要特别注意什么？

　　不要让生病的孩子接触其他儿童；孩子的唾液、痰液等分泌物要用卫生纸包好丢到垃圾箱，要消毒便盆；看护人接触孩子前、替换尿布后或处理孩子粪便后都要洗手；生病孩子的衣服、玩具、餐具、枕头被褥等要保持卫生，孩子的日常用具要消毒；要勤开窗通风。如果孩子得了手足口病，应及早告诉老师，要在全部症状消失一周后再去上学，防止传染其他同学。一般症状轻居家治疗、注意休息即可。

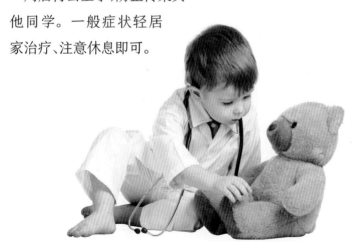

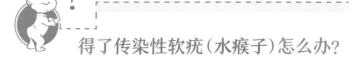

得了传染性软疣(水瘊子)怎么办?

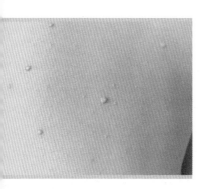

(注:首都医科大学附属北京儿童
医院提供图)

传染性软疣俗称"水瘊子",是一种病毒性传染性皮肤病。本病的传染途径可有直接接触和间接接触,避免搔抓。去医院由皮肤科护士将损害中的软疣小体用小镊子夹住,将之挤出,外涂 2% 碘酊。

传染性软疣,诊断容易,但是好多家长一听治疗需要拿镊子把软疣小体给夹出来,就怕孩子疼痛,拒绝治疗。这种皮疹会传染,越传越多,而且最好的治疗方法就是用镊子夹,而不是冷冻或激光,口服外用药也都没有疗效。因此建议家长您要是真的心疼孩子的话,早诊断、早治疗,以免发展成几十个甚至上百个。

如何预防麻疹?

孩子出生时有来自母亲抗体,生后4~6个月内有被动免疫力,以后逐渐消失。提高人群免疫力是预防麻疹的关键,故对易感人群实施计划免疫十分重要。

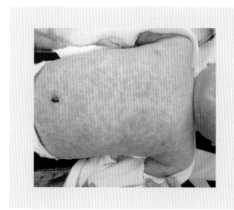

(注:首都医科大学附属北京儿童医院提供图)

易感者都应接种麻疹减毒活疫苗。我国目前定于8个月时初种,1.5岁时加强一次。易感者在接触麻疹病人后2天内,若应急接种麻疹疫苗,仍可防止发病或减轻病情。接种疫苗后反应轻微,可有低热数天,偶见稀疏淡红皮疹。如发现麻疹病人,则应采取综合措施防止传播和流行。

(杨小英)

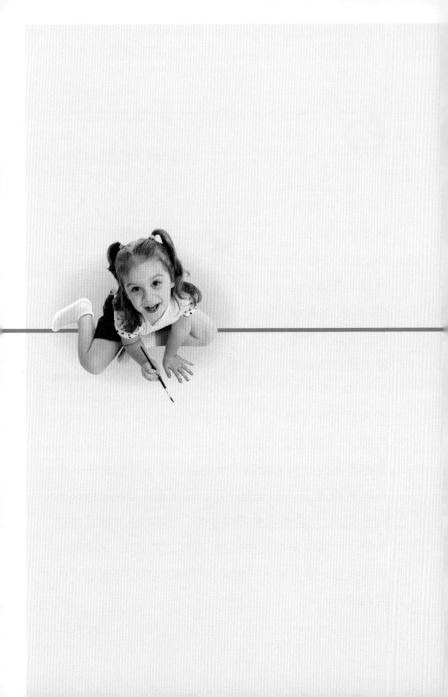

二、细菌性皮肤病

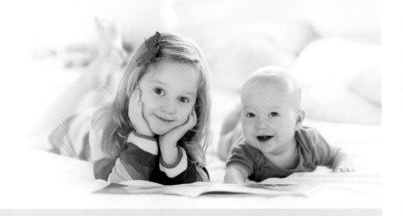

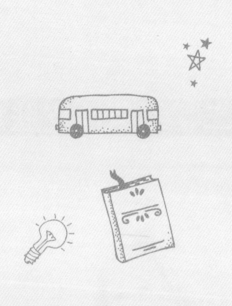

什么是"黄水疮"？

脓疱疮俗称"黄水疮"，是婴幼儿夏秋季常见的传染性皮肤病。常见于颜面和四肢这些暴露部位，尤其好发于鼻部、口周和双手。多数患儿家长不了解这

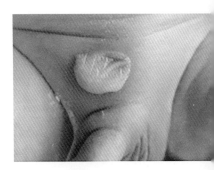

（注：首都医科大学附属北京儿童医院提供图）

方面的知识，孩子长脓疱后，未及时用药或处理不当而使皮损不断扩散。

由于儿童的免疫功能尚不完善，以及皮肤细嫩、搔抓、皮肤不卫生等原因，使细菌入侵有了可乘之机。儿童鼻孔、口周和双手是细菌喜欢寄居的地方，是脓疱疮的好发部位。感染最初表现为红斑疹或小疱，很快变为脓疱，周围有一红晕。脓疱很快破溃形成糜烂面，结污黄色厚痂。自觉瘙痒，由于婴幼儿自我控制力差，经常搔抓，造成脓疱不断扩散。

怎么预防"黄水疮"？

脓疱疮是一种细菌感染性皮肤病,具有很强的传染性,容易在托儿所、幼儿园内流行,要做好预防工作。由于幼儿皮肤娇嫩,皮脂腺发育不成熟,皮肤表面缺乏脂质膜保护,所以对细菌的抵抗力差。夏季气候炎热,皮肤多汗,细菌容易繁殖。

夏季注重脓疱疮的预防。家长应给儿童穿着宽松的棉布衣服,天热时不要穿得过严,以免出汗过多。预防脓疱疮,平时应注意卫生,保持皮肤清洁、干燥。要给儿童勤洗澡,洗澡后要注意拭干皮肤。注意皮肤卫生,儿童内衣要勤洗勤换。居住环境要注意开窗通风,保证室内空气新鲜流通。避免抠鼻孔的习惯。及时治疗湿疹、皮炎及其他瘙痒性皮肤病;患儿的玩具、用具、衣物均应消毒、隔离,防止交叉感染。如果一旦发现一个脓疱,尽早涂莫匹罗星或夫西地酸软膏,或及早就医。

得了"黄水疮"怎么办?

发生脓疱疮后,首先局部禁用水洗、搔抓,防止感染扩散。可先用 0.1% 利凡诺溶液(又名:雷夫奴尔、依沙丫啶)湿敷,再外用莫匹罗星软膏或夫西地酸软膏。对于较严重的患儿,可在医师指导下口服抗生素或静脉滴注抗生素,有条件的可取分泌物进行细菌培养并药敏试验,按药敏结果选用有效抗生素治疗。

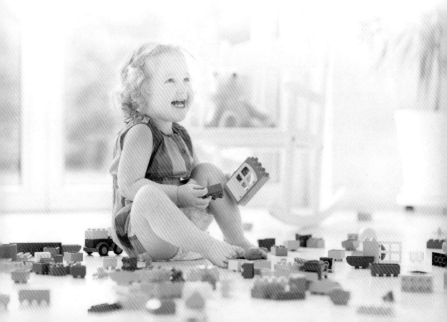

毛囊炎怎么防治?

毛囊炎是由于细菌感染发生化脓性炎症。初起为红色丘疹,逐渐演变成丘疹性脓疱,孤立散在,自觉轻度疼痛。在小儿则好发于头部,其皮疹有时可互相融合,愈后可留有小片状秃发斑。皮肤不清洁、搔抓及机体抵抗力低下

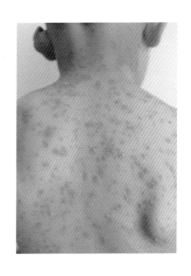

可为本病的诱因。一旦发现患病,一定要及早治疗,恰当使用抗生素。发生于头部毛囊炎,洗头时不要用力搔抓。要积极锻炼身体,提高身体抵抗力。

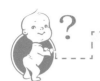

什么人总反复发生疖子？

高温炎热，孩子多汗，蚊叮虫咬，皮肤外伤，抵抗力下降等都可以引起皮肤毛囊及其毛囊周围组织发生细菌感染。建议请去本地医院皮肤科明确诊断，抗生素治疗很有效，不过要

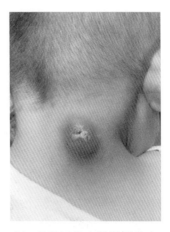

（注：首都医科大学附属北京儿童医院提供图）

在医师指导下规范使用。同时要注意皮肤清洁卫生，防止外伤和虫咬。多锻炼身体，均衡饮食，增强孩子的机体抵抗力。预防疖应注意皮肤清洁，特别是在盛夏，要勤洗澡、洗头、理发、勤换衣服、剪指甲。

如何预防猩红热?

流行期间,未患过猩红热的小儿尽量少去公共场所。接触和照顾患儿的家人应戴口罩,勤洗手。同时应加强锻炼身体,增强机体抵抗力。冬春季节发病流行,患者多为2~7岁的小儿。1岁以内婴儿可从母亲处获得免疫力,但1岁以后消失。如感染过本病的小儿可终生不再患此型菌所致的病,但仍然可能感染另外一型的链球菌。

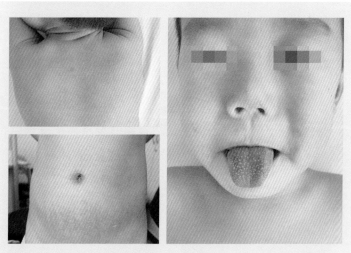

(注:首都医科大学附属北京儿童医院提供图)

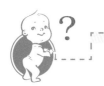

猩红热患儿什么情况应警惕有并发症？

儿童患本病，病后数周内需注意其小便情况，如尿色、尿量。若出现尿如茶色或洗肉水色、尿量减少，眼睑、下肢水肿，需及时就医，可能并发了急性肾炎。猩红热的并发症发生率与治疗的早晚有着密切的关系，治疗愈早，并发症愈少。故建议家长在小儿出现上呼吸道感染时，不应自行服药，应选择到医院就诊，由医师进行系统地、规范地治疗。

（杨小英）

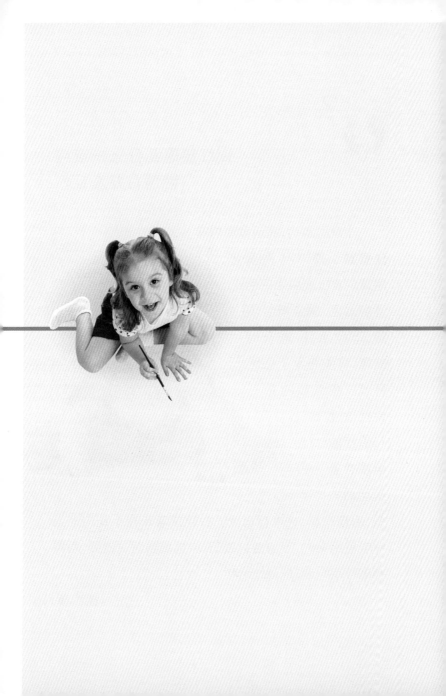

三、真菌性皮肤病

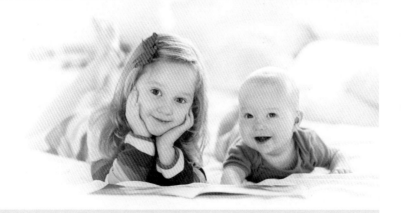

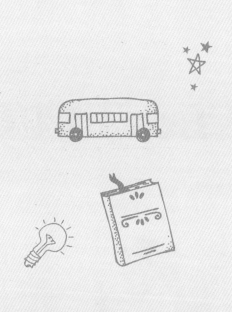

什么是癣？哪些部位会得癣？

"癣"通常是指皮肤癣菌病,主要指亲角蛋白的皮肤癣菌(毛癣菌属、小孢子菌属和表皮癣菌属)侵犯人和动物的皮肤、毛发、甲板引起的感染。本病夏季多发,冬季少见。致病真菌感染头皮毛发所致的疾病称为头癣。若感染至人体的光滑皮肤上(除手、足、毛发、甲板以及阴股部以外的皮肤)所引起的浅表性皮肤真菌感染,统称为体癣。由致病性真菌侵犯至腹股沟内侧引起的皮损称为股癣。由皮肤癣菌侵犯甲板或甲下所引起的疾病称为甲癣。致病性皮肤癣菌在手足部位引起的皮肤病称为手、足癣。

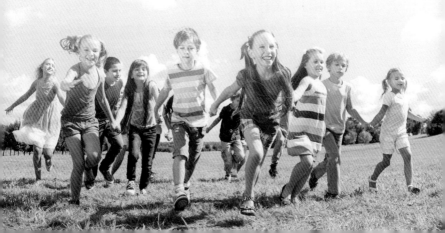

癣有传染性吗?

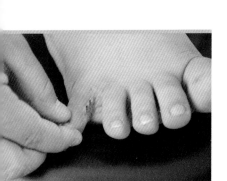

　　皮肤癣菌病是由致病性真菌感染所致,属于传染性皮肤病。本病有两种传染方式:直接接触传染和间接接触传染。真菌存在于皮损中,并不断生长繁殖,产生大量的菌丝和孢子,如果正常皮肤接触到皮损,则很可能传染上皮肤癣菌病,这种传染方式称直接接触传染。本病还可以间接传染,因患病者用过的各种用具,如梳子、枕头、帽子、内衣裤及浴盆等均可被真菌污染,健康人接触或使用了这些用具,也可被传染。但不是所有接触到皮损上致病真菌的人都会感染上皮肤癣菌病。皮肤癣菌的传染性强弱除了要看真菌的致病能力和数量,还与接触者的身体抵抗力有关。还有一部分患者并未接触过病人及其用品,却依然出现皮肤癣菌病，是因为真菌在自然界分布广泛，每个人身上的皮肤黏膜也常有各种真菌存在，空气中也有真菌浮游。如果皮肤上有适合真菌生长繁殖的条件时，人体身上原有的真菌或空气中来的真菌都可能生长起来，并发展为皮肤癣菌病。

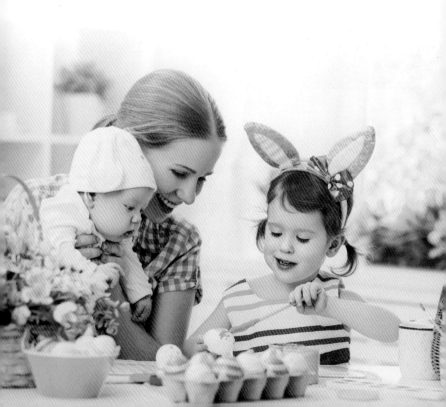

头癣是怎么得的？长什么样？

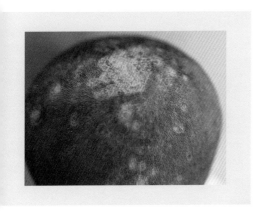

头癣是指真菌感染头皮毛发所致的疾病,主要是由直接或间接接触患者或患病的动物而传染,特别是当头皮因剃头等外伤时更易被感染,故理发是传染途径之一。在家庭及集体儿童单位中,彼此同床共枕、互戴帽子、头巾、共用梳子等均可引起传染。有时也可由接触患癣病的猫、狗而受感染发病。根据致病菌的不同,大致可分为四种头癣,即黄癣、白癣、黑癣和脓癣。其中脓癣是机体对真菌的过敏所致,临床上多由白癣或黑癣诱发或伴随产生。皮疹表现为患处的毛囊化脓成一片或数片红肿的痛状隆起,用力挤压,可流出少量浆液或半透明的脓液。局部病发极易拔出,愈后形成瘢痕而在局部留有永久性脱发。

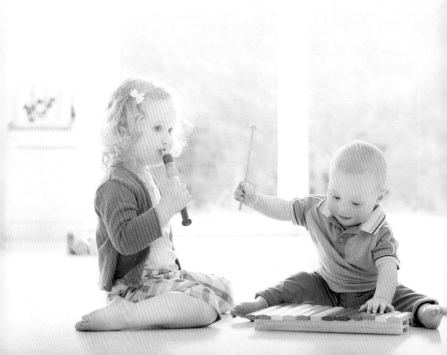

怎样预防头癣复发?
头癣怎么治?

头癣是一种接触性传染病,因此预防工作尤其重要。首先要切断传染途径,对患病孩子用过的衣帽、枕头、枕巾等应采取晒、烫、煮、蒸等消毒措施;对污染的理发工具应采取用消毒液浸泡、洗刷等措施,必要时应高温消毒;对带菌的毛发、鳞屑及痂皮等应进行焚毁。此外,还应争取和兽医合作,对有癣病的猫、狗进行防治。在幼儿园和小学校,应经常检查孩子的头部以及时发现患者,及时隔离和治疗。

关于头癣的治疗,由于真菌感染是一种慢性感染,治疗时间比较长,为避免抗真菌药产生严重的副作用,应用全身口服抗真菌药时,一定要遵医嘱,按时复查,绝不能无视医嘱自行服药。常用的口服抗真菌药有灰黄霉素、特比萘芬、伊曲康唑等,口服 4~8 周,服药期间监测肝肾功能、血常规(最重要的是白细胞)。局部治疗也很重要,首先应进行拔发治疗,去除病灶区域内及周边 3cm 范围内的所有毛发,并将病发焚毁,此后每周拔发或理发一次。其次是每天洗头,可选用 2.5% 硫化硒洗剂或 2% 酮康唑洗剂。最后是涂抹药膏(除外脓癣),通常是早晨外涂抗真菌药,晚上局部外涂 2.5% 碘酊,疗程至少 8 周。

头皮脓包能否切开？

在儿童期,头皮上常见的感染性脓包有两种,一种是疖肿,另一种是脓癣。头皮长了脓疱,不要轻易切开,宜待诊断明确后再做治疗。如做头发的真菌直接镜检,就可以很快分辨出是真菌感染的脓癣还是细菌感染的脓肿了。

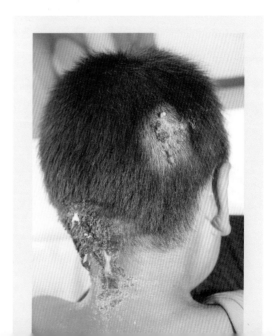

"钱癣"或"猫癣"是啥病？
怎么得的？长啥样子？怎么治？

体癣俗称"钱癣"或"猫癣"，是由致病性真菌寄生在人体平滑皮肤上所引起的浅表性皮肤感染。

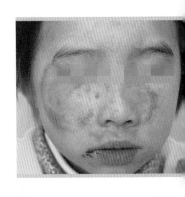

真菌侵犯人体皮肤后，常出现红斑、小红疙瘩，有时在小红疙瘩上还有针头大小的小水疱或小脓包，形成一个圆形损害，表面脱皮。中心可逐渐好转，边缘则逐渐向外扩大，由于皮肤损害呈圆形，故名为"钱癣"。当几个圆形损害同时发生时，开始彼此分开散布，逐渐扩大后，可互相融合重叠，有时甚至泛发全身。由于体癣是一种浅部真菌病，因此一般单纯应用外用药就可以治愈。常用的外用药有咪唑类抗真菌外用霜剂，每天1~2次外涂患处。对于顽固难治的体癣，可口服特比萘芬或伊曲康唑1~2周。病人是否需用口服抗真菌药，一定要遵从医师的嘱咐，不能自行决定。

如何预防体癣或股癣?

既然小猫、小狗可以引起体癣,那么家里养小动物就应该格外慎重。豢养的小狗、小猫要定期去宠物医院检查,有了癣病要及时隔离、治疗,以免传给家里的孩子。可疑得了癣病要及时到有真菌学检查的医院皮肤专科看病,以免误诊,更不要自己随便用药治疗。

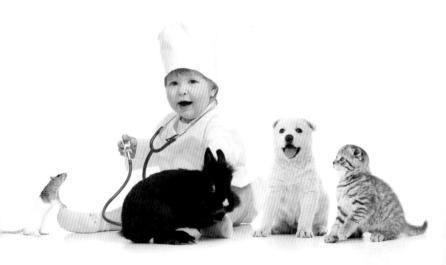

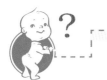

"脚气"（香港脚）是癣么？
如何被传染上"脚气"的？

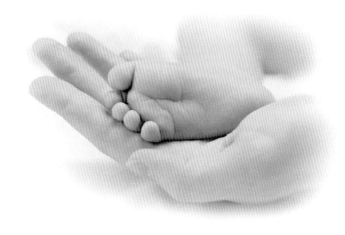

　　"脚气"（香港脚）也就是足癣，是致病性皮肤癣菌在足部引起的皮肤病，其皮肤损害往往是先单侧（即单脚）发生，数周或数月后才感染到对侧。足癣在全世界广为流行，在热带和亚热带地区更为普遍。如果在公共浴池洗澡，穿用患者的鞋、袜、手套，使用公共浴巾等均易于感染本病。

手足癣都长啥样？如何治疗？

手或足癣表现为手指或脚趾间起水疱、脱皮或皮肤发白湿软，也可出现糜烂或皮肤增厚、粗糙、开裂，并可蔓延至足跖及边缘，剧痒。可伴局部化脓、红肿、疼痛，腹股沟淋巴结肿大，甚至形成小腿丹毒及蜂窝组织炎等继发感染。本病主要通过接触传染，手癣感染的重要诱因有双手长期浸水、摩擦受伤、接触洗涤剂和溶剂等，故手癣在某些行业中发病率可相当高。患者以青年和中年妇女为多，其中许多人有戴戒指史。足癣的诱发因素包括潮湿温暖的环境，夏季天热多汗，穿胶鞋、尼龙袜者更是为真菌提供了温床；冬季病情多好转，表现为皮肤开裂。

✿ 关于手癣的治疗

水疱型可外用抗真菌药膏。鳞屑角化型可用抗真菌药物或 10% 冰醋酸浸泡。有皲裂者，可加用尿素脂。皮损消退后继续搽药 2 周以上。

甲癣和手癣互为传染源，应予以同时治疗，包括身体其他部位的癣病。

✿ 关于足癣的治疗

趾间有糜烂、渗液者：不可以外用刺激性强的药，最好先使创面收敛干燥再用药。可以用高锰酸钾溶液湿敷，然后外用油剂或粉剂，待皮肤干燥后改用抗真菌药膏。

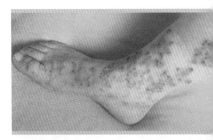

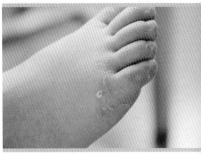

全身治疗：对于顽固的足癣，在没有禁忌证的情况下，可以给予口服抗真菌药。这些口服药物效果好，但应注意其可能带来的副作用，肝功能不良者忌用。

要坚持用药：足癣是一种慢性感染，真菌寄生角质层中生长繁殖，需长期用药才能彻底去除。因此，足癣的症状缓解后，仍需坚持用药，皮肤的代谢周期为 28 天左右，用药时间一定要坚持 4 周以上。最好进行真菌检查及培养，连续 3 周都是阴性才算治愈。

不要乱用药：足癣用药最关键的是应按照分型进行连贯正规的治疗。切勿自行盲目治疗，常常使病情延误和加重。

怎样可以预防手足癣的复发？

对于手癣,应尽量避免搔抓和热水烫。避免接触各种洗涤剂、肥皂和有机溶剂,如果实在是没办法,可以戴上手套。不与他人共用毛巾,少吃辛辣食物,对于手癣患者患有足癣的,要手足癣同时治疗,防止二次感染,并且手癣的治疗在于坚持用药,待手癣好了后,还需用药巩固一段时间,可有效防止手癣的复发。

🌑 对于足癣:

要注意清洁,保持皮肤干燥,保持足部清洁,每天清洗数次,勤换袜子。

洗脚盆及擦脚毛巾应分别使用,以免传染他人。

平时不宜穿运动鞋、旅游鞋等不透气的鞋子,以免造成脚汗过多,脚臭加剧。趾缝紧密的人可用干净纱布或棉球夹在中间或选择分趾袜,以利于吸水通气。

勿吃容易引发出汗的食品,如辣椒、生葱、生蒜等。

情绪宜恬静,兴奋和激动容易诱发多汗,加重足癣。

足癣是一种传染性皮肤病,应避免搔抓,防止自身传染及继发感染。

灰指甲是癣么？
灰指甲是怎么得的？
如何判断自己是否患有"灰指甲"？

　　甲癣，俗称"灰指甲"，是指皮癣菌侵犯甲板或甲下所引起的疾病。甲真菌病是由皮癣菌、酵母菌及非皮癣菌等真菌引起的甲感染。

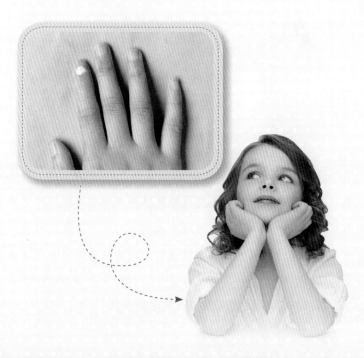

怎样治疗灰指甲？

甲癣为皮肤癣菌病中最顽固难治的一种。可应用口服、外用药物。手指甲和脚趾甲的生长速度不同,完全替换一个新的指甲,手指甲需要 100 天,而脚趾甲大约要 300 天,所以治疗灰指甲必须要有耐心。

❀ 内服药物:适于多个指(趾)甲。如每天口服特比萘芬片(根据患儿体重选用不同剂量),连服 6~12 周;伊曲康唑(根据患儿体重选用不同剂量)连服 7 天、休息 21 天为一疗程,持续 3~6 个疗程。可治愈 80% 以上的甲癣及甲真菌病。但因为这类药必须达到真菌所寄生的甲板处才能发挥抗菌作用,用药量大,用药时间长,应定期监测药物不良反应。

✿ **外用疗法**:根据药剂不同,主要有局部涂药和封包削治等方法。

○ 使用指甲锉(非专业人士切忌用刀片,以免出血感染其他疾病)将不规则坏甲磨薄,磨甲周期为 2 天一次为佳。

○ 选用抗真菌外用药局部涂抹。

总之,治疗灰指甲要坚持不懈。同时还应积极治疗身体其他部位的癣病及慢性全身性疾病,提高自身抵抗力,防治并重,这样才有可能彻底治愈灰指甲。

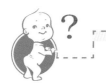

如何预防灰指甲？

甲癣及甲真菌病的预防，首先是积极防治常见的癣病，在有甲营养不良时更应防止真菌感染。

环境因素：气温高、湿度大是癣病多发的重要条件。因此，夏季、雨季的癣病比冬季、旱季多且重。有些耐旱抗寒的癣菌，在寒冷、干旱季节照样致病，这在我国北方多见。患者的生活环境也不可忽视。通风良好的地方比密闭、闷湿的地方发病率低，人员拥挤的地方发病率高。若无洗澡设备或未能及时沐浴，则癣病发病率将明显提高。

个人因素：一般来说，青壮年男女更易罹患；爱运动、好活动出汗多者也易罹患。癣病不会遗传，但有家族易感性。个人卫生习惯与癣病直接有关。接触公共浴池和卫生条件差的泳池的人易传染上癣病。饲养猫、狗等宠物者，易被宠物身上的癣菌感染。某些慢性病如营养不良、甲状腺功能亢进症、糖尿病患者的癣病很多见，症状也偏重。内裤太厚太紧时易诱发股癣。及时治疗：最好选择一年中的四～九月治疗，万物生长在春夏季是最旺盛的,指甲也是这样,在这个季节选择适合的有效治疗方法可以缩短 1/3 的治疗时间,将治疗对患者的影响减到最小、费用降到最低。

注意家人之间交叉感染:根据统计,国内约有三成的甲真菌病患者家属,也有不同程度的足部真菌感染现象。人们往往忽略甲真菌病的严重性,在门诊治疗身体其他部位的真菌感染时,才会发现手脚患有甲真菌病,其中许多的患者的感染源来自于自己的家人。

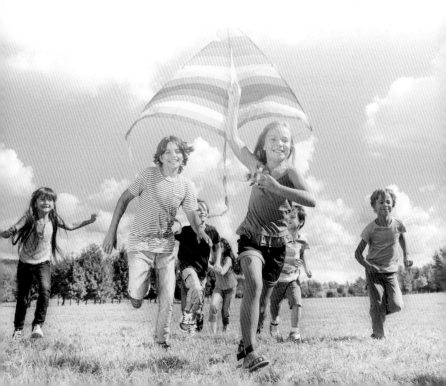

汗斑是癣么？汗斑长啥样？

花斑癣又称花斑糠疹,俗称汗斑,是由一种球形——糠秕马拉色菌感染表皮角质层引起的一种浅表真菌病。皮损好发于皮脂腺丰富的部位,多呈弥漫性对称性分布或多部位发病、大小形状不一,多表现为圆形或不规则形的淡白色、粉红色、黄棕色或灰黑色斑片,表面覆盖薄薄的糠状鳞屑,有些患者皮损多种颜色并存,呈花斑状,故名花斑癣。

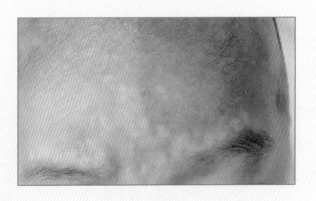

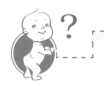

怎么治疗汗斑？
如何预防汗斑的复发？

关于汗斑的治疗可以采取如下方法：

🌼 **外用药物**：可以给予2%酮康唑洗剂外用或2%二硫化硒洗剂外用，连续使用7~10天。面积较小的患者，或由于各种原因不能口服抗真菌药物的患者，可以给予外用抗真菌药物。

🌼 **系统治疗**：对于面积较大或者反复发作的患者，可以给予伊曲康唑、酮康唑、氟康唑等唑类药物口服治疗。

在日常生活中，花斑癣的预防要从饮食和生活习惯上进行：

🌼 **饮食方面**：患有花斑癣之后的日常饮食最好是以清淡、易消化为原则。

🌼 **卫生方面**：注意保持个人卫生，经常洗澡，勤换内衣。劳动或剧烈活动后大汗出，应注意及时洗澡和更衣。平时出汗较多者宜外用爽身粉。不穿他人衣物。

（肖媛媛）

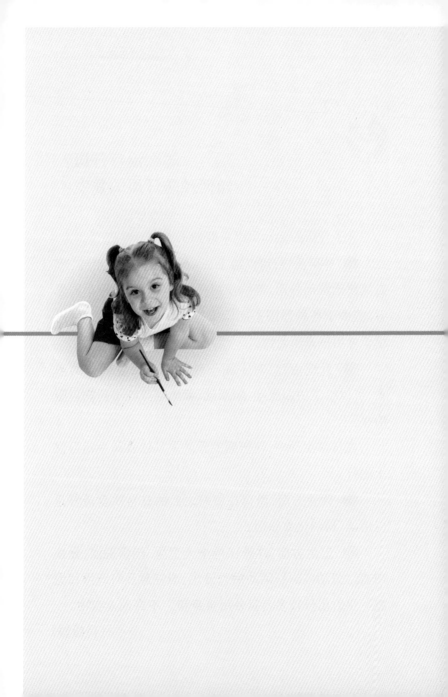

四、物理性皮肤病

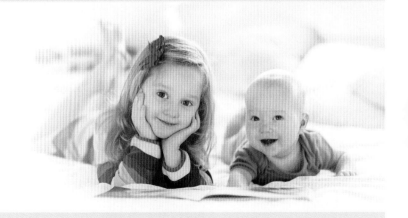

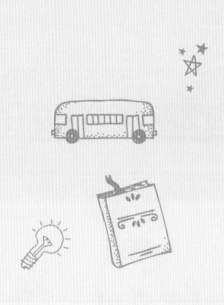

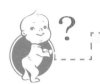

怎么预防痱子发生？

痱子是夏季常见的皮肤病，婴幼儿发病率较高。居室环境要通风凉爽，尽量减少出汗。不能长时间在烈日下暴晒或剧烈运动。皮肤清洁卫生，经常洗澡和换洗内衣，衣着要柔软宽松，避免穿尼龙化纤制品。出汗较多时应及时补充水分，多喝一些绿豆汤、菊花茶等。一旦生了热痱子，切忌用手搔抓，以防感染。在颈部、腋下、腹股沟、前胸后背涂擦炉甘石洗剂。

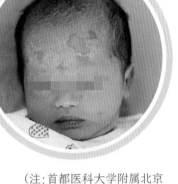

（注：首都医科大学附属北京儿童医院提供图）

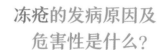

冻疮的发病原因及危害性是什么?

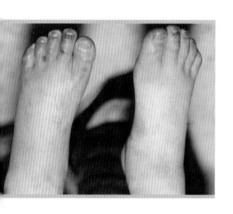

冻疮主要发生于儿童、妇女及老年人。冻疮一旦发生,在寒冷季节里常较难快速治愈。冻疮是由于暴露于零度以下寒冷环境引起的局限性、红斑性炎症损害。暴露于寒冷、潮湿的环境是发生冻疮的主要危险因素,多发生在冬季,尤其冬天降温急剧并且环境潮湿时,冻疮较多见。冻疮严重时,对患者有很大的危害,由于冻疮瘙痒难忍,可严重影响患者的心情,严重影响生活质量。

儿童夏季如何防晒?

儿童应尽量避免到阳光比较强的地方玩耍,如果外出可采用戴宽边遮阳帽、撑遮阳伞等物理防晒方法。外出最好选择在早晨9点钟以前或者下午4点以后,尽量待在阴凉的地方。而孩子在夏天进行户外活动都需给孩子在所有暴露部位都要涂抹防晒霜。儿童使用含有氧化锌的物理性防晒霜比较安全,但防晒霜并不是防晒指数越高越好,涂抹防晒霜指数不要超过15,避免防晒霜对皮肤的刺激作用。外出运动或游泳时,最好选择具有防水功能的防晒霜。

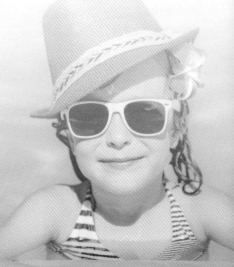

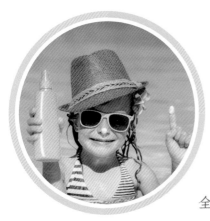

防晒霜应选择正规厂家生产的、经过儿童皮肤敏感测试的儿童专用防晒霜，并有"物理性防晒剂"标识的。物理性防晒剂里的二氧化钛和氧化锌对于儿童是很安全的。

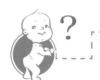

儿童晒伤后如何处理呢？

如果儿童出现轻微的晒伤，表现为皮肤变红，脱皮，要尽早让儿童躲进阴凉处，用冷毛巾湿敷晒伤处，减少皮肤肿胀程度。如果是轻度晒伤，可涂炉甘石洗剂，它具有收敛、止痒作用。如果晒伤严重，比如出现水泡、热痛等症状，则需要去医院找专科医师处理，家长不要自行处理。

（杨小英）

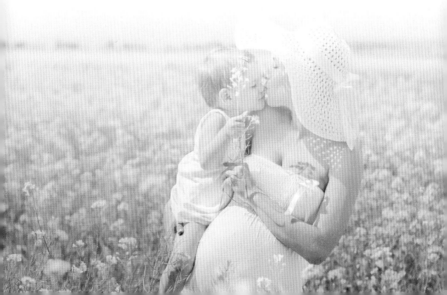

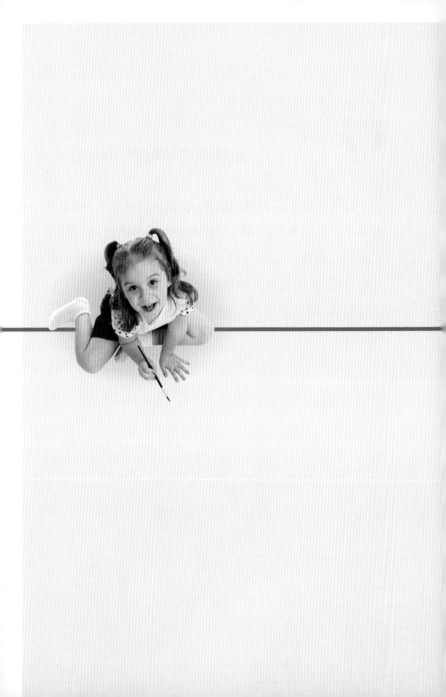

五、变态反应性皮肤病

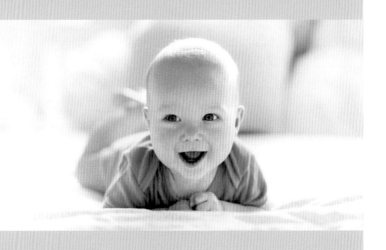

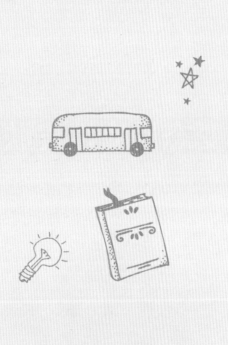

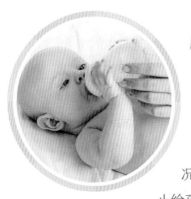

孩子吃了牛奶后皮肤突然发红，还有憋气、痒，这是食物蛋白过敏？

孩子出现吃牛奶后的皮肤发红，伴随瘙痒的症状说明孩子对牛奶过敏。如果还有憋气和咳嗽等皮肤以外其他系统的症状，说明过敏的情况比较严重，应该马上停止给孩子喂牛奶。尽快到医院咨询皮肤科或变态反应科的医师以求得及时的诊断和处理。

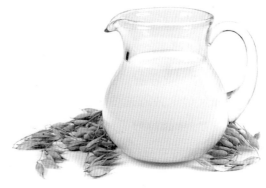

哪些食物容易出现过敏？
如果孩子出现过敏症状，
应该如何处理？

通常孩子在第一次接触某种过敏的物质时就会致敏，但不出现临床症状，再次接触致敏食物时可出现临床症状，包括接触食物的口周红斑，伴有瘙痒等表现。严重的患者还有皮肤以外的表现，包括眼睛红痒、喉头憋气、呼吸急促，出现喘憋、腹痛、腹泻和关节痛等症状。如果孩子有过敏的情况发生，首先应该停止再进食相同的食物，然后到医院咨询医师明确诊断。有些孩子过敏症状过一段可以缓解，如果症状反复出现，可以查过敏原检查来协助查找和确定可能的过敏物质。但要强调的是，不是过敏原检查有阳性的结果，所相关的食物就是不能吃的，过敏原检查阳性与临床的符合率只有50%左右，是否忌食相对应的物质要临床医师和父母来共同关注，但最后要以孩子的表现为准。也就是，比如过敏原检查中孩子对大米过敏，但平时孩子吃米没有反应，那么他就是可以吃米的。

孩子皮肤总是干干的，
摸起来很粗糙，有时还发红、流水、痒，
这是怎么回事？是"癣"吗？

主要根据病史、皮疹形态及病程。一般湿疹的皮损为多形性，以红斑、丘疹、丘疱疹为主，皮疹中央明显，逐渐向周围散开，境界不清，弥漫性，有渗出倾向，慢性者则有浸润肥厚。病程不规则，呈反复发作，瘙痒剧烈。主要根据病史、皮疹形态及病程。一般湿疹的皮损为多形性，以红斑、丘疹、丘疱疹为主，皮疹中央明显，逐渐向周围散开，境界不清，弥漫性，有渗出倾向，慢性者则有浸润肥厚。病程不规则，呈反复发作，瘙痒剧烈。孩子的皮肤干燥发痒，最常见的

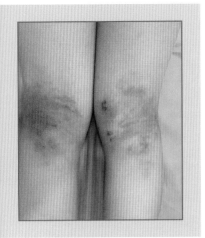

情况是患了湿疹。湿疹急性期皮损主要为红斑、水疱、结痂和继发感染,皮损瘙痒、反复搔抓。慢性期皮损主要是苔藓化、鳞屑和炎症后色素减退或炎症后色素沉着。现在越来越多的孩子湿疹反复不愈,其实他们得了特应性皮炎。简单理解特应性皮炎就是伴随有过敏性体质的湿疹,所以皮疹有其特点。首先是瘙痒,此外还会发生个人或家族中有过敏性疾病史、2岁前经常有湿疹样皮疹、颈部和肘窝等屈侧部位受累起皮疹和外周血嗜酸细胞计数升高等表现。特应性皮炎是一种慢性炎症性皮肤病,在儿童期常反复发作,持续数年,可伴有哮喘、过敏性鼻炎、过敏性结膜炎、枯草热等过敏性疾病。皮损表现为上面提到的湿疹样改变。特应性皮炎的发生是多种因素共同作用的结果,因此,需要到医院找皮肤科医师诊断和指导治疗,不用特别严格的忌食食物,应该经过长期的监测和观察找到包括食物在内的可能的诱发因素。

有哪些因素会加重湿疹或特应性皮炎?

湿疹或特应性皮炎是过敏性疾病,与遗传因素相关,各种刺激因素激发机体产生过敏反应,进一步释放组胺、前列腺素和细胞因子等炎症介质引发炎症反应。炎症反应导致皮肤瘙痒,形成了湿疹样皮损。湿疹是皮肤对多种外界和内在因子的过敏反应,儿童及成年人都很常见。其病因非常复杂,大致可以分为内在因素和外在因素两方面。

内在因素包括:遗传过敏性体质、免疫功能障碍、胃肠道功能障碍,体内存在细菌、病毒、真菌或寄生虫等慢性感染灶以及紧张、劳累和精神创伤等。

外在因素包括:

✿ **物理因素**:如冷、热、过度干燥、潮湿及搔抓等;

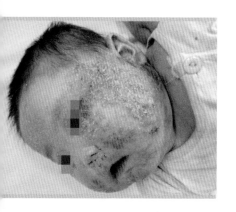

✿ **化学因素**：如肥皂、化纤、毛织品及洗涤用品等；

✿ **生物因素**：如花粉、真菌孢子、尘螨、小动物的皮毛及分泌物等；

✿ **食物因素**：如牛奶、蛋清、面粉、大豆等。湿疹病因非常复杂，常是多种因素相互作用的结果，一般对于某个患者而言，病因多难于彻底明了，或病因虽然明确（如：空气中的花粉、尘土中的螨虫等），但很难避免接触，这是湿疹容易复发的原因。

怎么预防和缓解湿疹的症状呢?

对湿疹患儿的护理应注意以下几点:

🌼 尽管湿疹病因复杂,仍应尽可能找出致病的因素,予以去除。如对牛奶过敏的患儿,可选用氨基酸营养粉、深度水解蛋白配方奶喂养,以减轻过敏反应;对鸡蛋过敏者,鸡蛋也应多煮一会儿,或只吃蛋黄,不吃蛋清,因为鸡蛋的抗原性主要来自蛋清,蛋黄极少引起过敏反应。

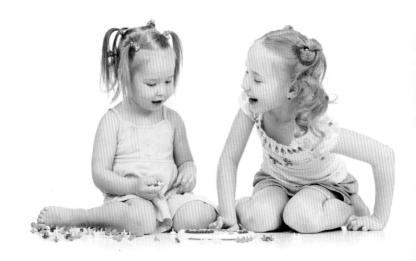

❀ 内衣应宽大,并用纯棉制品,尽量不穿丝、毛及化纤制品。

❀ 搔抓、摩擦、肥皂洗、热水烫及不适当的外用药刺激常使湿疹加重,应予避免。

❀ 润肤护理对儿童非常重要:儿童皮脂腺分泌较成人少,日常的润肤护理可以起到滋润皮肤、保湿的作用。很多轻度干燥型湿疹经过日常润肤护理,皮损即可消退。

对于儿童,应注意皮肤的保湿护理。首先应尽量减少洗浴次数和时间,避免使用碱性皂液;浴后应全身擦护肤保湿乳液,对于皮肤特别干燥的儿童可选用油性较大的乳液,但不应直接擦油剂。对于干燥性皮肤所致皮肤瘙痒、湿疹,外用护肤乳保湿是最重要的日常护理方法,所以可以每天早晚定期擦。夏天用清凉稀释些的,冬天用油性大些的。洗澡水温度控制在 37℃左右,夏天每天或隔天洗澡,冬天每周洗澡两次。尽量穿棉质衣物,如果出汗多应该尽快用温水擦拭身体保持清爽。

对于那些疑有致敏原,且病情严重、反复发作,已影响到日常睡眠、生活、学习的湿疹患儿,应尽量寻找过敏原。但在过敏原尚未明确之前,不应盲目限制食物的摄入。

孩子身上突然出现红色皮疹，
时起时消,是怎么回事?

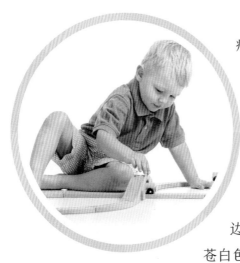

这是荨麻疹,本病是由于皮肤、黏膜小血管反应性扩张及渗透性增加而产生的一种局限性水肿反应,主要表现为边缘清楚的红色或苍白色的瘙痒性风团。

荨麻疹的病因复杂,大多数患者不能找到确切原因。常见的原因包括食物、药物、感染、物理因素、精神因素、动物及植物因素等。患者多数自觉皮疹处剧烈瘙痒。

如果消化道受累,可出现恶心、呕吐、腹痛及腹泻等症状。支气管及喉头受累,则出现咽喉发堵、胸闷、气促、呼吸困难,甚至窒息。本病可分为急性荨麻疹和慢性荨麻疹,急性荨麻疹,发病急骤,病程在 6 周以内;慢性荨麻疹,风团反复发作,病程大于 6 周。

对于荨麻疹患者,首先要停止接触可能的致敏物质,比如停止进食海鲜。然后可以口服抗组胺药,如苯海拉明、氯苯那敏、赛庚定、氯雷他定或西替利嗪。水肿严重,合并腹痛、关节痛等全身症状者,可酌情应用糖皮质激素,如地塞米松 0.3~0.5mg/(kg·d),宜短期给药。由于儿童急性荨麻疹多与上呼吸道的球菌感染有关,如有咽痛、白细胞升高等感染指征应给予抗感染治疗。出现喉水肿、呼吸困难症状,给予肾上腺素,可以外用炉甘石洗剂止痒。

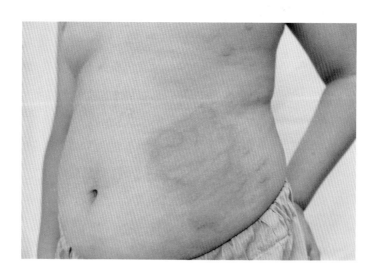

孩子身上出现红斑，中间还有小水疱，是怎么回事？

这是丘疹样荨麻疹。本病与昆虫叮咬有关，是臭虫、跳蚤、蚊、蠓、虱、螨、白蛉等叮咬所致的过敏反应，故又称为虫咬皮炎。反复叮咬可产生脱敏作用，大多数患儿在学龄期左右停止发病。少部分患者发病可能与消化功能障碍，食物或药物过敏，以及内分泌障碍有关。

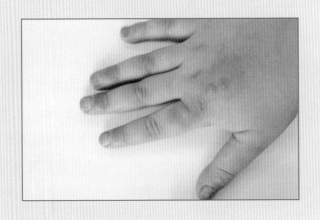

丘疹性荨麻疹经常复发怎么办?

丘疹性荨麻疹大多数与昆虫叮咬有关,叮咬后引起的过敏反应。个体素质对昆虫叮咬反应不同。昆虫叮咬皮肤后注入唾液,使对这些物质过敏的儿童产生本病。这是一种迟发性过敏反应,致敏需 10 天左右,此时再受叮咬则促成皮疹发生。反复叮咬可产生脱敏作用,因此本病一般在数年后停止发病。

临床特点为绿豆至花生米大小略带纺锤形的红色风团样损害,有的可有伪足,顶端常有小水疱。自觉瘙痒。新旧皮疹常同时存在。一般幼儿患者红肿显著,并有大疱,常有剧痒而影响睡眠。搔抓可引起继发感染。皮疹经 1~2 周消退,留下暂时性的色素沉着,但有新疹可陆续发生使病程迁延较久。常复发,一般无全身症状。

舌舔皮炎如何预防?

　　舌舔皮炎是由于患儿经常舌舔唇部及口周皮肤所引起的皮炎。儿童多见,常因口唇干燥不适而用舌舔,反复舌舔后,唾液刺激口周皮肤出现边界清楚的红斑,有脱屑或皲裂,自觉干燥、瘙痒或疼痛,促使患儿频繁舌舔,以唾液湿润局部,缓解不适,如此形成恶性循环。预防的关键在于纠正患儿舌舔的不良习惯,治疗的关键局部外擦抗过敏的药物和保湿润肤剂。

儿童外用激素类药膏注意事项？

好多人有一个误区即含糖皮质激素的药膏都不能用，其实外用激素制剂是治疗各种过敏性皮肤病的重要的药物！如果不用外用激素制剂，将有 70%~80% 的皮肤病得不到有效的治疗。因此，只要是在正规医院的专业大夫的指导下正确使用，能够很好地治疗过敏性皮肤病，对人们的健康非常有益。医师会根据病情恰当选择低效、中效、强效外用激素制剂。好多人怕使用激素是由于：

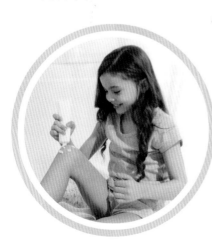

🌼 患者自行不当使用；

🌼 某些外用药标明纯中药而实际上添加了激素；

🌼 某些临床知识掌握欠缺的大夫不正确、不科学而片面的说法给患者造成误解。

吃芒果会过敏吗?

　　每到芒果上市季节,都会接诊因吃芒果而患接触性皮炎的患者。这是因为芒果中含有大量的果酸、致敏性蛋白质等刺激皮肤的物质,接触到人体皮肤后可能会造成过敏反应,严重者会出现红肿、疼痛现象。但并不是每个人吃芒果都会发生过敏,而且,即使有过敏,各人的反应也不同,有些人吃了当天就有反应,有些则要过两三天才会出现症状。因此,以前有过敏症状的人,尽量不要吃芒果。此外,儿童的免疫力比成年人要差,更容易发生过敏,也要加倍小心。

哭闹后眼周出血点要紧吗?

由小儿哭闹、剧烈呕吐、咳嗽等用力后出现的紫癜,称为压力性紫癜,又称血管内压增高性紫癜。由于用力过度,使上腔静脉压暂时性增高,血液回流受阻,皮下毛细血管通透性增高甚至破裂,血液外渗。这种紫癜多发生于面、颈等组织疏松部位,形成针尖至小米粒大小的紫色瘀点,不高出皮肤,压之不退色。不需要治疗,可以自行消退。

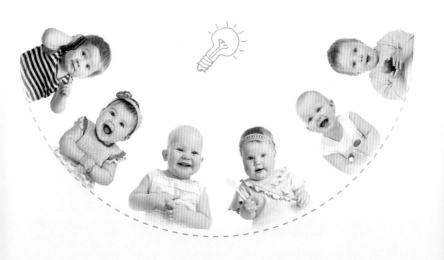

为什么尿布皮炎总是容易反复？

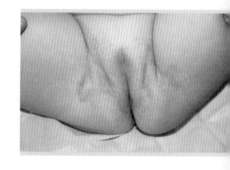

　　宝宝在婴儿期有时候会得尿布疹,俗称"红屁股"。宝宝的小屁股常常会受到排泄物的刺激,再加上尿布捂着、不透气、不及时清洁,很容易让宝宝屁股红肿和刺痒。

　　尿布疹与宝宝局部的潮湿、潮热有关,宝宝的尿液和粪便中的细菌结合分解、形成带有刺激性的氨,很容易使宝宝长尿布疹。同时,当宝宝对洗尿布所用洗涤剂等化学物质格外敏感时,尿布摩擦也会引起尿布疹。

　　尿布疹的预防关键在于保持宝宝尿布区域的清洁和干燥,保持臀部皮肤不受尿便的刺激和浸泡。粪便尿液刺激导致的皮肤发红治疗不及时、护理不得当,容易继发真菌感染。因此,家长要做好防治工作,一旦发现宝宝屁股有红肿症状,要及时到医院确诊与治疗。

如何护理宝宝的"红屁股"？

第一，勤换尿布。只要尿布湿了或脏了就应当更换，减少宝宝皮肤与粪便尿液的接触时间。更换尿布时，要给宝宝洗臀部，应用温水轻轻擦洗，然后用柔软的棉布轻轻吸干。避免使用卫生湿巾擦拭宝宝的屁股，湿巾里的消毒剂会对皮肤产生新的刺激。

第二，家长要为宝宝选择全棉、柔软、无色素、透气性好、吸水性好的尿布；所有的尿布洗净后，都应用开水浸烫消毒。尿布最好在日光照射好的地方晾干。如有腹泻现象应该及时治疗。

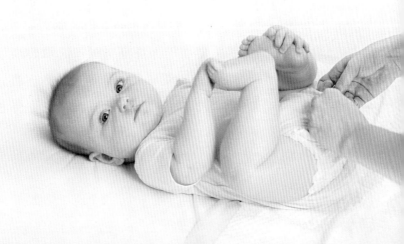

宝宝每天洗 2~3 次澡，会对孩子皮肤造成伤害吗？

首先我们了解一些儿童皮肤屏障功能特点。儿童皮肤柔嫩，皮肤汗腺对热刺激反应不灵敏，神经核脉管系统发育不成熟，导致机体的温度调节系统不成熟，加上儿童爱到处乱跑，导致出汗量明显增加。但是，儿童表皮及角质

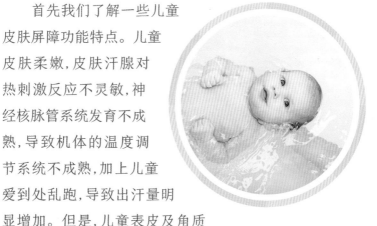

层很薄，细胞较小，细胞间连接少，这又使皮肤渗透性增高，皮肤容易干燥；如果洗澡次数过多、时间过久会使皮肤角质层细胞过度水化、增厚，增加细胞间隙、破坏角质层完整性，从而损害皮肤屏障功能。因此，建议 1 岁以内的小婴儿在会爬之前，每周洗澡两次为宜，最多隔天一次；当婴幼儿活动量增加、季节和环境变化时如夏季高温天气等，可适当增加洗澡频率，以每天一次为宜。

用清水还是用浴液给孩子洗澡好?

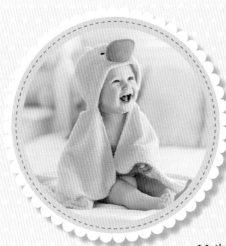

清水洗澡能清除皮肤表面约 65% 的油脂和污垢。浴液可将皮肤表面的油脂、污垢和微生物乳化,使其更易去除。对于儿童需要注意的是:

🌼 儿童皮肤表面 pH 为 5.0,偏酸性;

🌼 儿童皮脂分泌量在生后 1 周与成人一致,之后逐渐下降,在 6 个月时分泌量达到最低值并一直持续至青春期;

🌼 皮肤表面的天然保湿因子含量较成人低,这些都导致儿童皮肤屏障功能差,容易出现干燥。

因此,在选择浴液时需要注意:

🌼 选择中性或弱酸性(pH5.5~7.0)、温和的不

含皂基的清洁皂或液体清洁剂,既不引起皮肤或眼部刺激感,也不破坏皮肤正常 pH;

    ✿ 选用含有对儿童皮肤安全且耐受性强的防腐剂的清洁剂;

    ✿ 避免选用抗菌皂。由于肥皂本身的硬度以及抗菌成分对皮表正常定植菌群的影响,可以损伤新生儿脆弱而幼稚的皮肤屏障。

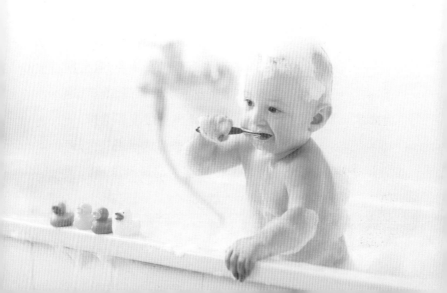

孩子需要抹润肤剂吗？
多长时间用一次？

儿童皮肤屏障功能尚未成熟，容易干燥，所以沐浴后应外用润肤剂以减少经皮失水、增加皮肤含水量，以维持角质层完整性并加强皮肤屏障功能。润肤剂最好在浴后5分钟内使用，因为湿润皮肤上涂抹润肤剂效果更好。选用不含香料、染料、酒精和易致敏防腐剂的润肤剂更为安全，可减少皮肤刺激感或接触性皮炎的发生。另外，润肤剂的剂型选择也很重要，应根据宝宝皮肤干燥程度、季节、地域和环境温湿度等选择，一般秋冬季可选择润肤膏，而春夏季则选择润肤霜或润肤乳。

孩子晒太阳比较多，
面部皮肤发褐色，
眼周及口周皮肤发白是怎么回事？

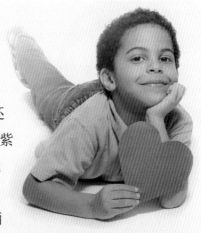

儿童皮肤黑素细胞生成黑素小体和合成黑素的功能还不成熟，皮肤对紫外线的抵御能力较弱，容易发生皮肤晒伤、晒黑甚至光老化。所以，当孩子晒太阳比较多时，容易晒到的部分如面部皮肤会有些发褐色，而眼周、口周这些部分皮肤不易晒到，皮肤颜色发白。因此，防晒是儿童的皮肤护理常规中的重要一环。

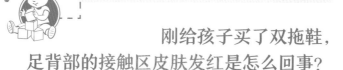

刚给孩子买了双拖鞋，足背部的接触区皮肤发红是怎么回事？

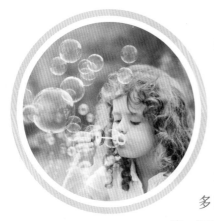

宝宝皮肤对拖鞋中的某些物质过敏了，出现了接触性皮炎的症状。接触性皮炎是由于接触某些外源性物质后在皮肤黏膜接触部位发生的急性或慢性炎症反应。皮损多限于直接接触部位，境界清，表现为境界清楚的红斑，皮损形态与接触物有关，其上有丘疹和丘疱疹，严重时红肿明显并出现水疱和大疱，后者疱壁紧张、内容清亮，破溃后呈糜烂面，偶可发生组织坏死。常自觉瘙痒或灼痛，搔抓后可将致病物质带到远隔部位并产生类似皮损。少数病情严重的患者可有全身症状。去除接触物后经积极处理，一般1~2周内可痊愈，遗留暂时性色素沉着。

接触性皮炎该如何治疗？

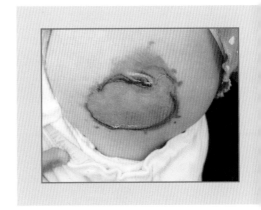

接触性皮炎的治疗原则是寻找病因、迅速脱离接触物并积极对症处理。

🌼 **外用药物治疗**：急性期红肿明显可外用炉甘石洗剂，渗出多时用3%硼酸溶液湿敷；亚急性期有少量渗出时外用糖皮质激素糊剂或氧化锌油，无渗液时用糖皮质激素霜剂；有感染时加用抗生素（如莫匹罗星、新霉素）；慢性期一般选用具有抗炎作用的软膏。

🌼 **内用治疗**：视病情轻重可内服抗组胺药或糖皮质激素制剂。

🌼 **物理治疗**：其他方法疗效不佳时可考虑试用PUVA疗法或窄波紫外线治疗。

（邢嬛　申春平）

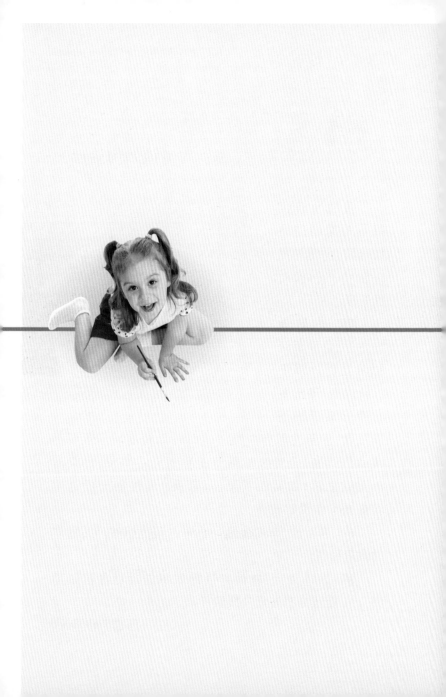

六、血管瘤和血管畸形

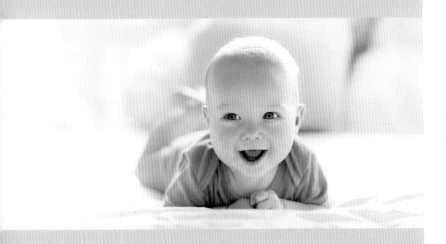

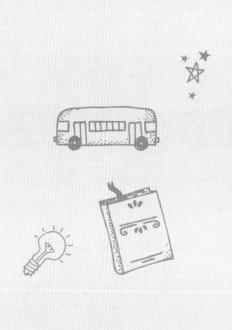

宝宝生后出现"红色胎记"
可能是什么？应该什么时候
去医院看医师？

宝宝生后出现"红色胎记"有两个可能：血管瘤或血管畸形。如果红色胎记生长速度不快，可以在满月后到医院就诊；如果在月子里就长得很快，那就越早看越好。

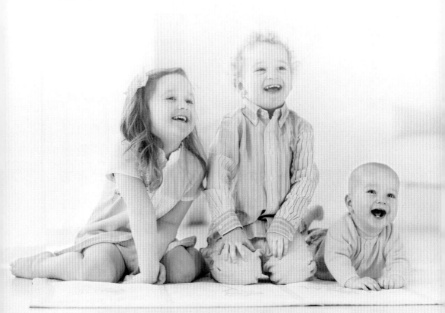

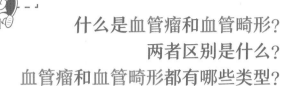

什么是血管瘤和血管畸形？
两者区别是什么？
血管瘤和血管畸形都有哪些类型？

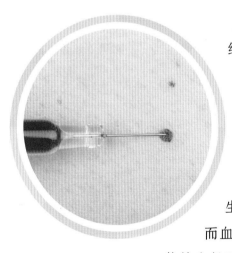

血管瘤是指血管内皮细胞异常增生形成的良性肿瘤。血管畸形是指血管的单纯扩张，并没有内皮细胞的异常增生。血管瘤在生后6个月之内会快速生长，体积可扩大数倍；而血管畸形只是随宝宝身体的生长而成比例生长。血管瘤和血管畸形以前统称为"血管瘤"，并根据它们的形态学特征分为鲜红斑痣、草莓状血管瘤和海绵状血管瘤。近10年来，血管瘤已不再使用上述的分类方法，而是根据有无内皮细胞的快速增殖将其分为"血管瘤"和"血管畸形"两大类。

患了血管瘤和血管畸形后
应该注意什么?

应首先到医院请专科医师评估瘤体情况,根据瘤体的位置、宝宝年龄及瘤体的大小综合决定是否需要治疗。

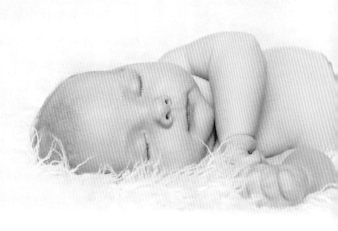

血管瘤和血管畸形都有哪些治疗方法？如何选择这些方法？

由于婴儿血管瘤有固定的增生、稳定及消退期，所以其治疗方法的选择与宝宝就诊时的年龄密切相关。大部分婴儿血管瘤在6个月以前处于增生期，因此在6个月之内去医院就诊，对宝宝进行合理的治疗是有意义的。医师会根据宝宝具体情况采取脉冲染料激光治疗、口服普萘洛尔或局部外用β受体阻滞剂治疗等；年龄越小，治疗效果越好。但是，如果宝宝就诊时年龄已经超过6个月，瘤体已停止生长或生长减缓，并且可以见到瘤体颜色变深、变浅、表面萎缩等现象，则建议父母定期测量宝宝瘤体的大小变化，定期复诊，有突然增长随时来医院就诊，并且一定要谨记，切不可为了达到一时的美观效果而采取手术、放射性核素敷贴、冷冻等损伤性大的治疗措施，以免造成永久性瘢痕、色素减退、色素沉着等并发症，留下终生遗憾。为了促进瘤体提前消退，部分宝宝可应用脉冲染料激光（比生长期治疗能量选择要低一些）、局部外用 β 受体阻滞剂和口服普萘洛尔治疗。

除了瘤体部位、宝宝首次就诊年龄之外，医师还会根据瘤体的大小来选择治疗方法。此外，还有一类婴儿血管瘤可能会伴有一些并发症，如心衰或血小板减少，对这类可能危及生命的血管瘤，父母应该尽早去医院就诊，以免延误治疗引起不良后果。血管畸形的治疗方法有激光治疗、局部注射治疗、硬化剂治疗、栓塞治疗及手术治疗。激光治疗主要适用于鲜红斑痣；如果存在动静脉瘘，可试行栓塞治疗；如果病变局限，则可以先行硬化治疗，在此基础上局部手术切除。

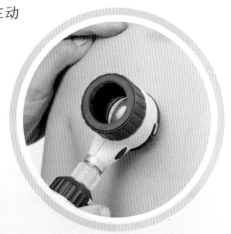

血管瘤和血管畸形
会自然消退吗?

血管瘤会经历增殖期、稳定期和消退期。增殖期一般持续至 6 个月 ~1 岁,之后为稳定期,可持续 1 年至数年,宝宝消退期持续时间不同,大约在 5 岁时有 50% 的宝宝瘤体消退,9 岁时 90% 消退。血管畸形中鲑鱼色斑可自然消退,但其他畸形,如鲜红斑痣、静脉畸形、动脉畸形、混合畸形等,则随年龄增长逐渐加重,不会自发消退。

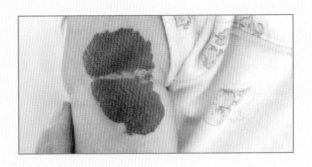

激光治疗适用于哪些类型的
血管瘤和血管畸形？

激光适用于浅表血管瘤及
鲜红斑痣。

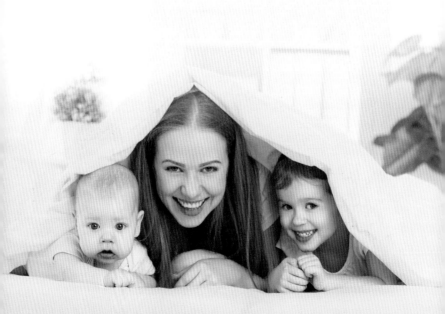

激光治疗一般需要几次？
间隔时间是多长？
激光治疗后需要注意什么？

激光治疗一般要持续 5~7 次，间隔 4~6 周 1 次。
激光治疗后注意事项：

🌼 局部凉敷 5~10 分钟，以减轻水肿；

🌼 避免感染：治疗后 3 天内不接触水，局部外用
抗生素软膏预防感染；

🌼 注意防晒：避免日光强烈时户外活动，出门时
做好防晒措施，如戴宽檐帽、局部外用防晒霜等；

🌼 避免瘢痕形成：激光部位可能出现结痂，
避免搔抓，以减少瘢痕形成。

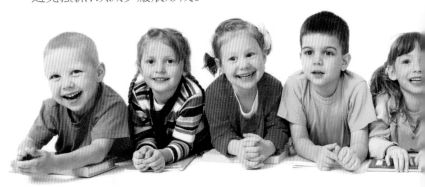

口服药物都包括哪些?
口服药物期间注意事项有哪些?

口服药物包括普萘洛尔和糖皮质激素,目前普萘洛尔是治疗重症血管瘤的一线药物。如果存在口服普萘洛尔禁忌证,则可选择口服糖皮质激素治疗。

普萘洛尔在临床上治疗血管瘤仅有6年的时间,其疗效是确切的,90%以上的重症婴儿血管瘤宝宝在服药一定疗程后取得了很好的疗效。主要的不良反应有心率减慢、血压降低及血糖降低。如果出现问题,及时找专科医师对症处理,一定要遵从医嘱,定期复诊,切忌擅自停药,以免对心脏造成不良影响。

(李丽)

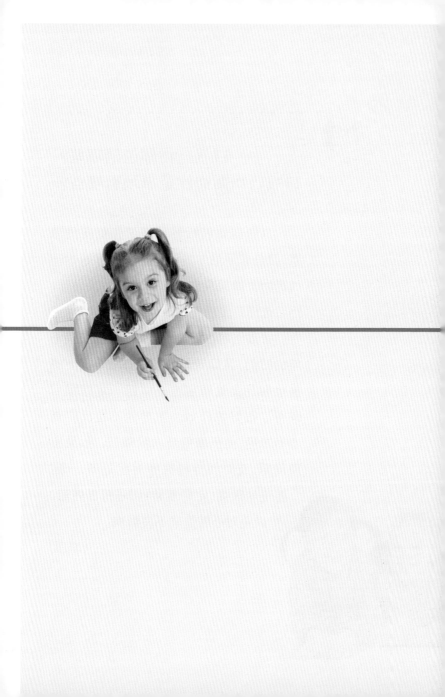

七、皮肤白斑

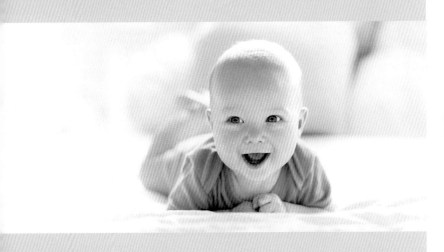

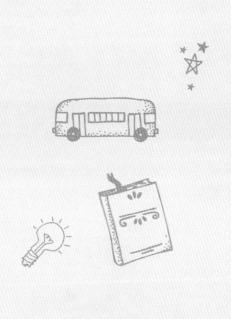

皮肤长白斑了是怎么回事?

皮肤白斑涉及许多皮肤病。它可以是一种独立的皮肤病,也可以是某一种皮肤病的一部分皮肤表现;可以是先天的,也可以是后天的;有遗传因素,也有感染因素;还有许多至今原因不明。儿童皮肤白斑除见于白癜风外,还可见于许多皮肤病。常见的先天性的有贫血痣、无色素痣;后天或继发的有晕痣、花斑癣、白色糠疹和炎症性皮肤病的继发性白斑等。少见的有斑驳病、结节性硬化的柳叶白斑和许多综合征的皮肤表现。因此,家长发现孩子身上有白斑时,不要断然认定就是患了白癜风,而应该带孩子去看医师,诊断明确再进行治疗或观察。

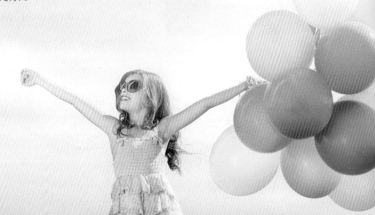

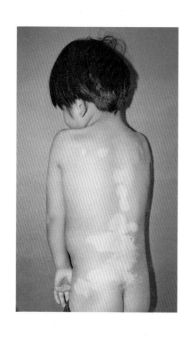

白癜风的白斑什么样子？
白癜风是怎么得的？会传染给别人吗？

白癜风是一种后天性黑色素脱失性皮肤病。至于黑色素为什么脱失，尽管进行了许多研究，直至目前仍不清楚。可能与遗传、自身免疫、黑素细胞自身破坏和神经化学因素等因素有关。白癜风在临床上表现为大小不等、形态不一的色素脱失斑，数目不定，边缘清楚，有的白斑外围正常皮肤处色素增加，在医学上称为周边色素加涂现象。白斑上的毛发可变白，也可不变。白癜风不传染，但有一定的遗传倾向。

家里有人得白癜风，
孩子也一定会得吗？

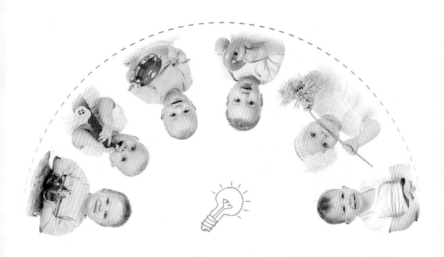

　　遗传因素在白癜风发病中起重要作用。白癜风有家族聚集现象，但不是百分之百遗传。国内研究数据表明 3%~17.2% 的白癜风患者有家族史，其中一级亲属（如父母、子女及兄弟姐妹）患者占半数以上。

白癜风会长得到处都是吗?

白癜风可发生于全身任何部位,但以面部、颈部、手背等暴露部位及外生殖器等皱褶处皮肤多见。多数为限局性,孤立存在,也可呈对称分布,或沿神经呈带状分布,还可以泛发全身,只剩少数正常皮肤。曝晒、精神创伤、急性疾病或手术等产生严重的应激状态下白斑可迅速扩散。

白癜风能治好吗？会复发吗？

白癜风是一种难治性疾病，病程长，治疗目的在于：①控制病情进展；②促进皮损复色。白癜风治疗方法很多，但大多疗效不能令人满意。临床上选择治疗方法时应充分考虑到患者病期、白斑面积、发病部位和患者年龄等因素。白癜风的治疗方法包括外用或系统应用激素、外用钙调磷酸酶抑制剂、光疗、中医中药和外科疗法等。白癜风有复发几率，尤其是当患者面临较大工作、学习及生活压力、手术或情绪出现波动等情况时可增加复发风险。

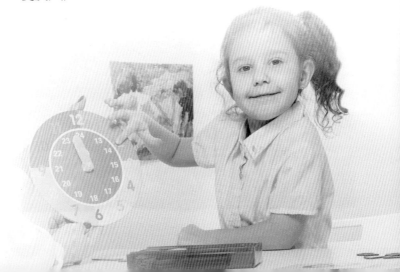

白癜风需要忌口吗?

目前无权威研究表明食物与白癜风发病有确切关系。互联网上有关白癜风患者应少吃甚至不吃含维生素 C 的食物、不吃牛羊肉等的说法是没有依据的。近年来有研究表明氧化应激可能是白癜风发病的触发因素,故有人尝试用维生素 C 治疗本病,亦取得一定疗效。如此进一步证明食用含维生素 C 的食物不会加重白癜风。

(翁丽)

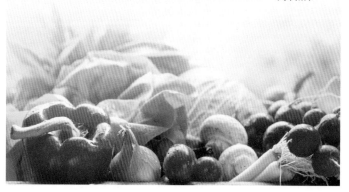

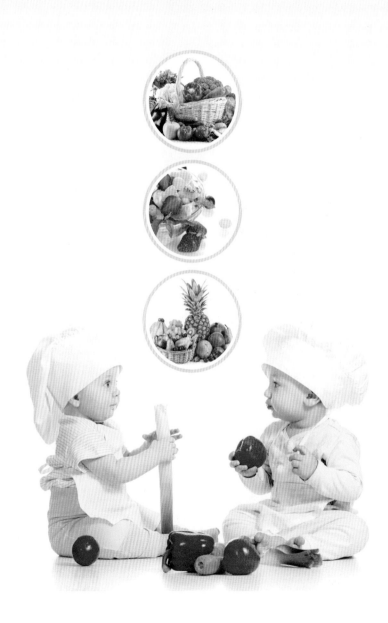

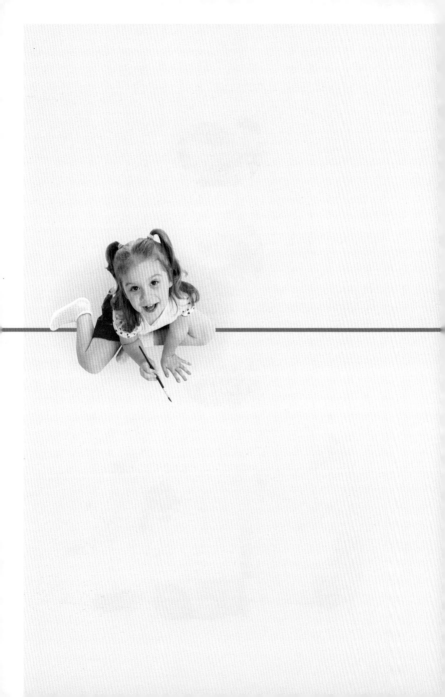

八、胎记

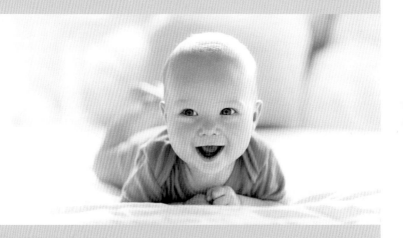

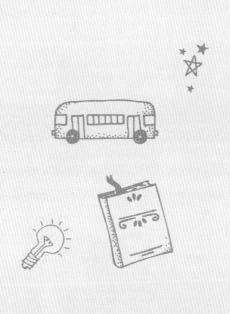

胎记都包括哪些?

胎记在医学上一般称为"斑"或"痣",是皮肤组织在发育时异常的增生,在皮肤表面出现形状和颜色的异常。胎记可以在出生时发现,也可能在出生后数月甚至数年才慢慢浮现。胎记一般可分为色素性及血管性两大类,常见的色素性胎记包括咖啡斑、蒙古斑、太田痣、伊藤痣等,血管性胎记则包括血管瘤和血管畸形等。新生儿的胎记发生率约为10%,可以说是非常普遍,大部分的胎记只是影响美观,可能不需要特别处理。但是极少数胎记会合并身体器官的异常,甚至有恶变的可能,必须积极治疗。本书主要介绍几种常见的良性色素性胎记。

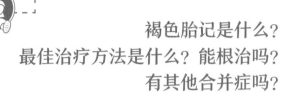

褐色胎记是什么？
最佳治疗方法是什么？能根治吗？
有其他合并症吗？

褐色胎记通常是医学上所指的"咖啡斑"或称"牛奶咖啡斑"，因其颜色酷似加了牛奶的咖啡颜色而得名。其病因不清，正常人群发病率约为 10%~20%，可以出生时即有或从幼儿期开始出现。表现为全身任何部位均可发生的大小不等的淡褐色斑片，边缘规则，形状不一，表面光滑，不高出皮肤；如果颜色过深，触之感觉突出皮肤表面，则可能为色素痣。

咖啡斑一般仅影响美观，如果位于面部等暴露部位，颜色较深，可以考虑激光治疗，但往往需要数次治疗才有可能完全去除，治疗期间及结束治疗后 0.5~1 年均需要防晒，可以局部遮盖或涂抹 SPF30 以上的防晒霜；但部分咖啡斑使用目前的激光治疗可能效果欠佳，特别是颜色过浅的病例，一般不建议首选激光治疗，仅需局部防晒避免颜色进一步加深。

如果孩子身上出现 6 个或 6 个以上直径大于 1.5cm

的咖啡斑时(青春期前直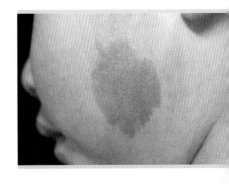
径大于 0.5cm),则需要
去医院就诊,排查有无神
经纤维瘤病的可能。本
病的主要皮肤表现是咖
啡斑和多发性神经纤维
瘤。几乎所有的神经纤

维瘤患者都有咖啡斑,常在出生时就可见到,可见于全身
皮肤,但以躯干部居多,成不规则疏散分布,大小不一,大
多为卵圆形,并随年龄增长而增多增大。约有 20% 的病
人咖啡斑长在腋下,如果其上有雀斑样的色素沉着,就更
有诊断意义。

总之,大多数咖啡斑仅为美观问题,个别可能合并
其他问题,如果孩子身上出现咖啡斑,不必过于惊慌,可
以首先去皮肤科就诊,请医师初步评价一下是否需要进
一步排查其他相关疾病。

脸上有很多褐色的小点是什么？
为什么会长？能去除吗？
如何预防呢？

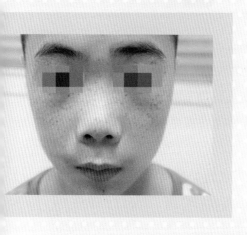

有些孩子几岁以后面部逐渐出现针头至米粒大的褐色小斑点，颜色深浅不一，其实是长了"雀斑"。雀斑是一种常见皮肤病，不痛也不痒，只是影响美观。其临床表现为点状色素沉着斑，有圆形的、卵圆形的，也有形状不规则的，小的如针头、大的像米粒，呈淡褐色，少则几十个，多则几百个，可以散在点状分布，也可以密集成群分布。雀斑主要见于面部，特别是鼻部和眼下的部位。白种人的雀斑多见，还可见于背、颈部、前胸、后背。

由于雀斑发生的内因是遗传因素，外因是紫外线照射,对于前者目前尚无解决办法,因此,治疗上主要以治疗后者为主,即避免过度或长时间日光照射,可以使用SPF30以上的防晒霜,这样既可以减少雀斑的发生,还可以使原有雀斑颜色变淡。对于已经出现的雀斑,除做好防晒措施外,还可以考虑激光治疗,效果极佳,但费用略高,治疗后仍需注意防晒,减少新的雀斑出现。

总之,雀斑是美观问题,既不会癌变,也不影响健康,故不宜采用刺激性强创伤大的治疗,如果治疗不当,引起接触性皮炎或留下瘢痕就得不偿失了。

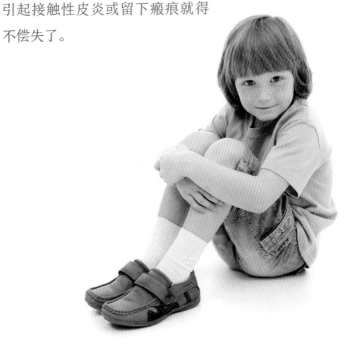

腰背部的青蓝色胎记是什么？
为什么会有呢？需要治疗吗？

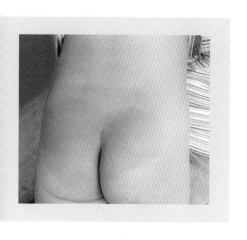

婴儿出生时即有，位于腰背部、骶尾部、臀部或四肢等其他部位的青蓝色胎记其实是"蒙古斑"，通常为单个圆形、椭圆形或不规则的浅灰蓝、暗蓝或褐色斑。在亚洲人种极为常见。在人体表皮的基底细胞间间断分布着许多黑素细胞，它们可以产生大量黑素颗粒，防止皮肤受到紫外线的伤害。从胚胎学角度上看，这些黑素细胞都起源于神经嵴，在以后的发育过程中，胚胎 11 周左右开始逐渐向表皮移行，到 20 周时，黑素细胞的数目趋于稳定。如果黑素细胞在向表皮移动的过程中未能穿过真皮与表皮交界而停留在真皮内，至出生时延迟消失，由于 Tyndall 效应的缘故,可见光的长波部分穿透真皮时被黑色素吸收,而短波部分(蓝色)穿透力弱,不能穿透真皮被黑色素吸收,而反射到皮肤表面,故呈蓝色,就出现了蒙古斑。大多数蒙古斑一般在 3~7 岁后可自然消退,不留痕迹,故一般无需治疗。

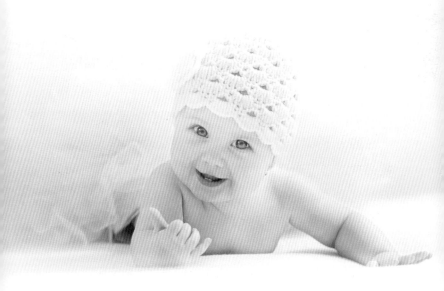

面部的青黑色斑片是什么？

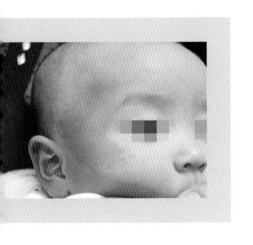

面部的青黑色斑片称为"太田痣"，1939年由太田首先描述而得名，又称眼上腭部褐青色痣。病因同蒙古斑。约50%生后即有，其余多在1岁以内发病，偶有晚发或在妊娠时出现。发生于面部三叉神经分布区域，常累及颜面一侧的上下眼睑、颧部及颞部，部分患者同侧巩膜受累，皮损广泛者可波及颊部、额部、头皮、鼻翼及耳部。偶有双侧发病。

初发的太田痣可能颜色较淡，面积较小，随着孩子的生长发育，可能颜色加深，面积扩大，但发展至一定时期后即相对固定，不会无限制持续进展。可选用694nmQ开关红宝石激光、755nmQ开关翠绿宝石激光或

1064nmQ 开关 Nd:YAG 激光治疗太田痣,疗效肯定,几乎无副作用,但往往需要多次治疗才能达到满意疗效。

由于太田痣主要位于面部,严重影响美观,为减少对患儿的心理影响,主张尽早开始治疗,一般生后 3 月龄即可开始治疗,每次治疗间隔为 3 个月左右。

治疗后需要即刻冷敷减轻局部疼痛及水肿,尽量避免水疱出现。治疗后 1 周内创面避免接触水,局部可外用抗生素软膏预防感染。结痂脱落后注意防晒,可以外用 SPF30 以上的防晒霜。末次治疗后仍需防晒 3~6 个月左右,以避免局部出现色素沉着。

大多数患者治愈后不会复发,但年龄较小患儿可因皮损尚未完全显现,治疗期间,治疗区域外可有新发皮损,需要进一步治疗;个别患者至青春期或妊娠期皮损可能会有部分复发,可以再次治疗祛除,不影响最终疗效。

(褚岩)

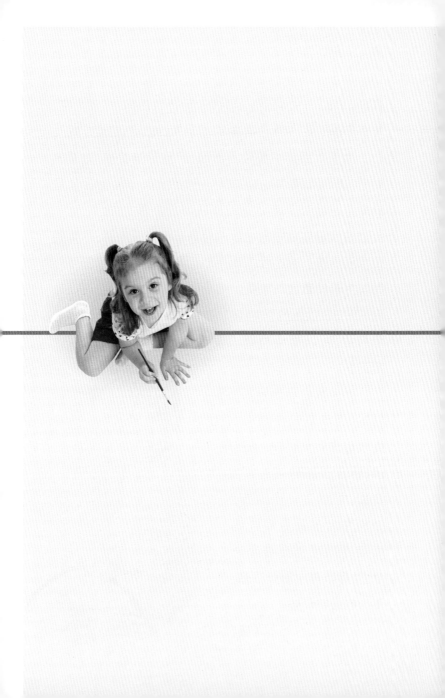

九、红斑鳞屑性皮肤病

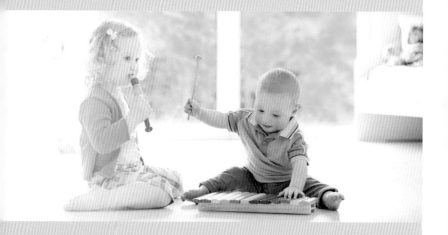

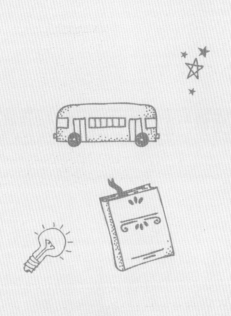

为什么银屑病又叫牛皮癣？

"牛皮癣"是银屑病的俗称，历史悠久。首先，患者皮疹因病情反复发作及长期治疗，呈暗红、肥厚性的斑块，状如皮革，好像牛身上的皮肤；其次，因该病长期反复，也可代表其顽固

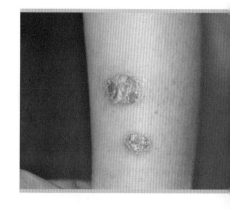

性如牛皮一样坚韧，明古医书曰"牛皮癣，如牛之皮，顽硬且坚，抓之如朽木"，表难治之意。虽然称为"癣"，但银屑病并非真正的癣病，真正的癣病是指皮肤、毛发、甲等的浅表性真菌感染性皮肤病。称银屑病为牛皮癣是不准确的，"牛皮癣"一词易于让人产生误解，进而对诊断及治疗增加了难度，因此1956年在全国皮肤病会议上，专家一致通过将其更名为"银屑病"。

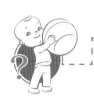

银屑病在临床上分为哪四型？

根据银屑病的临床表现将银屑病分为四个类型：寻常型、脓疱型、红皮病型、关节病型。临床中以寻常型最为常见，占银屑病的 90% 以上。脓疱型、红皮病型及关节病型属于重症银屑病。四种类型银屑病可以相互转化，其他类型银屑病多由寻常型银屑病转化而来，外用刺激性药物、系统使用糖皮质激素、免疫抑制剂使用过程中突然停药以及感染、精神压力等均可诱发。除了以上几种类型外，临床中有些特殊部位的银屑病有其自身特点及特殊性，包括点滴型银屑病、反向性银屑病、头皮银屑病、甲银屑病及尿布区银屑病等。

点滴型银屑病在儿童比成人多见，是根据皮疹形态进行命名的，表现为突然发生的点滴状丘疹，以躯干及四肢较常见，可泛发全身。发病前常有扁桃体炎，这也提示我们要注意积极预防扁桃体炎，以避免疾病的加重与反复。生活中需要规律生活，加强锻炼，提高抵抗力。

银屑病的临床特点是什么？

寻常型银屑病是最常见的银屑病类型,可发生于全身各处,常累及头面部、四肢伸侧(肘部、膝部、骶尾部),对称发生。皮疹表现为红色丘疹或斑丘疹,逐渐扩大形成境界清楚的红色斑块,可表现为点滴状、钱币状、地图状、环状等,上覆有较厚的银白色鳞屑。指(趾)甲受累表现为甲板顶针状凹点(顶针甲)、甲下"油滴"状斑点、甲板增厚、甲下角化过度、甲剥离及甲毁形等,以顶针甲最为常见。

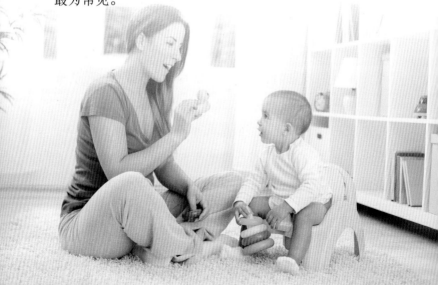

银屑病传染么？

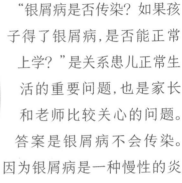

"银屑病是否传染？如果孩子得了银屑病，是否能正常上学？"是关系患儿正常生活的重要问题，也是家长和老师比较关心的问题。答案是银屑病不会传染。因为银屑病是一种慢性的炎症性皮肤病，病因尚未完全清楚，但临床观察及实验室研究均表明银屑病并非传染性疾病，不会因为密切接触或其他方式传染。虽然银屑病是临床常见的皮肤病，但人们对其并不是十分了解，甚至恐惧这种疾病。目前越来越多的人认为银屑病是一种身心疾病，除了皮疹之外，患儿常有自卑、自闭、烦躁等，进而不参加社会活动，不愿意与人交流，严重影响生活质量。而这种负面情绪也可以加重病情，形成恶性循环。所以，家人及社会应正确地认识银屑病，鼓励并帮助患儿正确面对疾病。

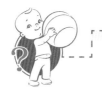

银屑病能根治吗？

"银屑病能根治吗？"是就医家长最迫切想知道的答案之一。"根治"之意在于银屑病的皮损完全消退，且永远不再复发。医学上的治疗分为对因及对症治疗，众所周知，对症治疗是治标不治本的，而对因治疗才是根治所在。那么我们首先了解一下银屑病的发病原因，银屑病是免疫介导的多基因遗传性皮肤病，多种环境因素如外伤、感染及药物等均可诱导易感患者发病。首先假设环境因素是可以控制的，但是我们改变不了遗传因素的存在，那是与生俱来的，是没有方法可以改变的；其次，环境因素相关因素较多，无法做到完全控制。所以，针对银屑病，我们目前还做不到根治，但这并不代表银屑病是"不治之症"。目前的医疗已经可以达到缓解病情、减少复发的目的，最终提高患者的生活质量。银屑病是一种慢性的疾病，长期并规范的治疗才能达到长期缓解，减少复发的目的。

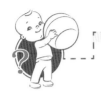

银屑病遗传吗？

如果家长患有银屑病，那会不会遗传给您的下一代？这也是困惑所有银屑病家庭的问题。目前研究已经证实银屑病有一定的遗传倾向。约20%银屑病患者有家族史，父母一方有银屑病时，其子女银屑病的发病率为16%左右；而父母均为银屑病患者时，其子女银屑病的发病率达50%。那就解释了这个问题。

作为家长不应天天提心吊胆担心银屑病会遗传的问题，因为遗传背景是改变不了的，但家长可以从环境方面的因素积极预防疾病的发生，尽量避免诱发因素，以减少疾病的发生。环境因素包括感染、精神紧张、生活习惯、季节、药物、免疫功能紊乱、心理因素等，我们可以通过避免环境中的可疑诱发刺激因素来预防疾病的复发，比如积极防治感染、调节免疫功能、生活规律、保持良好的心态、避免服用诱发药物等。感染在儿童银屑病的发病中起到重要的作用，所以积极预防感染是非常重要的。

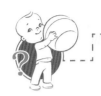

儿童银屑病的
主要治疗原则是什么?

银屑病是一种无法根治的疾病,但却不是"不治之症",其治疗的目的在于迅速控制病情,减缓向全身发展的进程;稳定病情,避免复发;尽量减少不良反应;提高患者生活质量。

总体的治疗原则在于正规、安全、个体化。

"正规"是指治疗应使用皮肤科学界公认的治疗银屑病的药物及方法,避免应用"偏方"。

"安全"是指任何治疗方案都应以确保患者的安全为首要

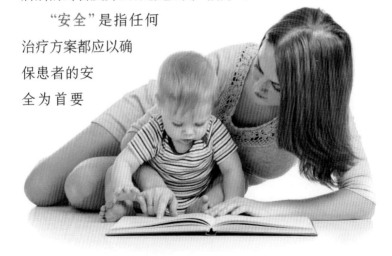

前提，不应盲目追求疗效而忽视治疗的严重不良反应。

"个性化"是指治疗银屑病时需同时考虑患者的病情、期望值、耐受度、经济、既往治疗等。

儿童银屑病的治疗应以安全为首要考虑的因素，兼顾疗效。局部治疗中以激素及非激素类药物（钙调磷酸酶抑制剂和维生素 D_3 衍生物）为主，儿童皮肤有其自身的特点，所以应用激素类制剂需要考虑激素的强度、用量及用药时间、皮损的临床表现及部位等，避免发生长期局部应用激素的副作用。系统治疗的药物仅用于脓疱型、红皮病型、关节病型或其他治疗方法无效的儿童银屑病患者。

可以用于治疗儿童银屑病的
外用药有哪些?

局部外用药物在治疗小面积的银屑病中发挥重要的作用,80%以上的银屑病单纯外用药就能使皮损得到很好的控制,因为局部外用药物可以直接作用于皮损部位,进而达到减轻炎症、消除皮损的作用,而且相较于系统口服用药安全性高,不易引起肝肾功能等系统副作用。

外用糖皮质激素是银屑病的一线用药,

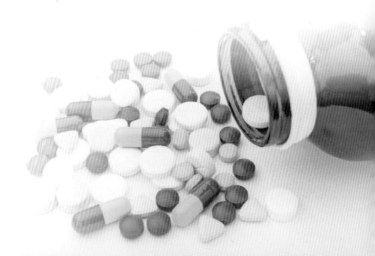

具有较强的抗炎作用，可迅速控制皮损，效果较好。但目前很多家长对外用糖皮质激素有的认识有误区，一方面是混淆了系统应用糖皮质激素和外用糖皮质激素的副作用，另一方面错误地认为疾病的反复与停用激素有关。儿童应用糖皮质激素应在儿童皮肤科医师的指导下根据皮损选用合适的强度、浓度。躯干、四肢、掌跖及头皮部位选用中效或强效糖皮质激素，面部及皱襞等皮肤较薄的部位应使用弱效或中效制剂。皮损控制后需调整激素应用的强度、频率及用量，激素使用过程中需逐渐减量，避免突然停药，以免疾病反复。联合其他非激素类药物交替或间断应用可减少用量，降低其副作用发生率。

维生素 D_3 衍生物包括他卡西醇及卡泊三醇，应用于儿童效果好，常见的副作用为局部的刺激性。近年来，钙调磷酸酶抑制剂用于儿童银屑病的治疗疗效得到肯定。

虽然外用药物种类较多，临床上应根据皮损发生的部位、表现、不同时期、受累面积等综合评估，非激素类制剂及激素类制剂可以联合、序贯使用，一方面可以提高疗效，另一方面可以减低药物的剂量及副作用。

儿童脓疱型银屑病的
临床特点是什么?

脓疱型银屑病是一种重型银屑病,约占银屑病的1%左右。该病常急性起病,临床表现为正常皮肤上或红斑上泛发的针尖至粟粒大小的脓疱,常密集分布,部分可融合成脓湖,伴有疼痛。脓疱很快破溃形成黄色痂屑。患者常伴

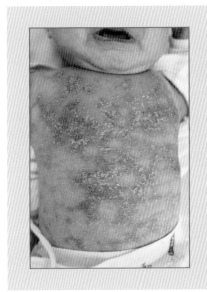

有反复高热、寒战、乏力、电解质紊乱等。皮损可以继发细菌感染,严重者致败血症,危及生命。脓疱型银屑病临床分为局限性及泛发性两类。

泛发性脓疱型银屑病患儿常伴有发热、低蛋白血

症、肺炎等,故建议住院治疗。但需注意该病呈慢性病程,周期性发作。常见的诱发因素常为感染以及糖皮质激素骤停或骤减少,所以提高免疫力,尽量避免上呼吸道感染,减少疾病复发。治疗上应尽量避免系统应用糖皮质激素,如必须应用,需缓慢减量直至减停。

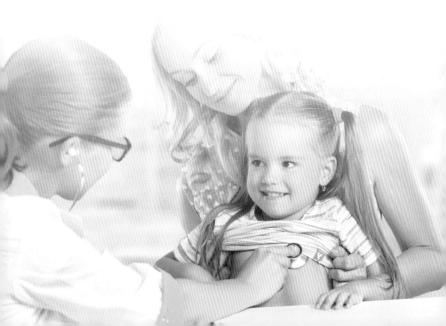

儿童脓疱型银屑病的
治疗方法有哪些?

　　局限性的脓疱型银屑病外用药物治疗一般可以控制病情,泛发性的脓疱型银屑病需要系统治疗,主要的内服药物包括阿维 A、甲氨蝶呤、环孢素以及生物制剂。以上药物通过调节表皮细胞的增殖及分化、抑制免疫反应治疗银屑病,与局部外用药物及光疗相比,有明显的不良反应,所以应用时一定要掌握药物的适应证,密切监测药物的相关副作用,在保证安全的前提下兼顾疗效。

口服阿维 A 应注意些什么？

口服阿维 A 应与主餐或奶同服，以增加药物吸收率，提高疗效。阿维 A 的常见副作用是黏膜干燥，应用润唇膏及眼药水可逐渐缓解。在服用阿维 A 前和治疗期间，应定期检查肝功能。若出现肝功能异常，应每周检查。若肝功能未恢复正常或进一步恶化，必须停止治疗，并继续监测肝功能至少 3 个月。阿维 A 可引起血脂异常，所以口服阿维 A 期间需要高蛋白低脂饮食，并定期检查血清总胆固醇及甘油三酯。对长期服用阿维 A 的患者，应定期检查有无骨异常，并评估生长发育情况，尤其是对于儿童，但也要考虑到进行骨 X 线检查的射线吸收问题，所以建议 6 个月进行一次骨 X 线检查。对于育龄妇女在开始阿维 A 治疗前必须进行血清或尿液妊娠试验，确认妊娠试验为阴性后再开始治疗前，而且治疗期间和停止治疗后至少 2 年内，必须使用有效的避孕方法。在阿维 A 治疗期间或治疗后 2 个月内，应避免饮用含酒清的饮料，并忌酒。

玫瑰糠疹的临床特点是什么?

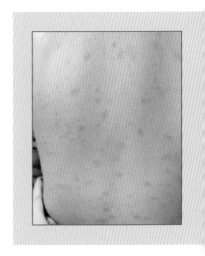

玫瑰糠疹是儿童常见的急性炎症性皮肤病。病因不明,多数认为与感染相关。春秋季节发病多见。起病前部分患者有全身不适、低热、头痛、咽痛、肌肉关节疼痛、腋窝淋巴结肿大等前驱症状。初起为在躯干或四肢近端直径2~3cm的圆形或椭圆形玫瑰色淡红斑,上覆细小鳞屑,几天后此斑渐增大,可达2~5cm,称为母斑或先驱斑,常无自觉症状,易被忽视。1~2周后,逐渐成批出现皮损,对称分布,状如母斑,称为子斑或继发斑,长轴与皮纹走向一致,散发或密集,很少融合,此时母斑已变暗淡或趋于消退。面部很少累及。瘙痒程度不等,有的患者可出现水疱、风团及紫癜,也可累及口腔黏膜。

玫瑰糠疹是自限性疾病吗？
大概多长时间能好？

玫瑰糠疹是一种自限性疾病，病程一般为 6~8 周，但也有病程较长达数月至数年者。该病治愈后一般不复发。治疗的目的在于减轻症状和缩短疗程，所以，如果孩子得了玫瑰糠疹，家长不需要十分紧张。除了遵从医师的指导治疗外，生活中需注意清淡饮食，尽量避免辛辣刺激性食物。多饮水，生活规律，避免上呼吸道感染。急性期时勿用热水浴及肥皂，避免使用刺激性药物。

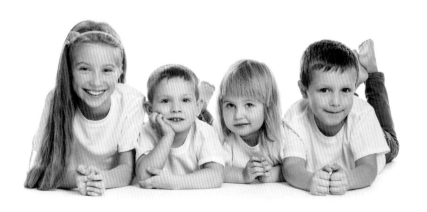

为什么白色糠疹又叫桃花癣？

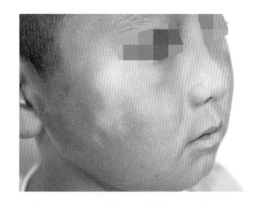

白色糠疹主要症状是面部或四肢一片片发白或淡红色的圆形或卵圆形斑片，表面有细小鳞屑。常在春季发病，夏秋季后消退，由于常发生在春暖花开的季节，故称之为"桃花癣"，考虑与日晒有关。除了日晒外，营养不良、维生素缺乏均与本病发生有关。虽然称为"癣"，但并非真菌感染引起，所以不应该乱用抗真菌药。

儿童白色糠疹的
主要病因是什么?

白色糠疹的病因目前尚未完全明确,营养不良、维生素缺乏和本病有关,虽然随着经济的快速发展,人们的生活水平得到了不断提高,但儿童饮食不均衡也广泛存在,少吃或不吃水果及蔬菜亦属常见。因水果及蔬菜中含有丰富的维生素,所以长期饮食不均衡可以导致维生素缺乏、营养不良。白色糠疹在夏季比较多见,冬季缓解,故日晒也是诱发本病,尤其是对于深色皮肤的孩子。

儿童白色糠疹如何治疗?

　　白色糠疹可自行消退,一般不需治疗。因营养不良、维生素缺乏和日晒在疾病的诱发及加重过程发挥重要作用。故可内服复合维生素 B 族,但需注意,长期挑食是导致维生素缺乏及营养不良的原因,单纯口服复合维生素疗效缓慢,调整孩子的饮食、纠正其饮食习惯是解决问题的关键。防晒霜的应用有助于缓解病情。生活中避免过度清洗,建议规律使用润肤剂。

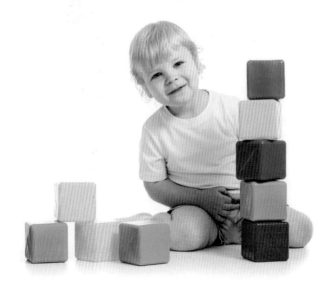

儿童白色糠疹如何
与白癜风区别?

随着炎炎夏日的来临,许多家长带着孩子咨询"面部的'白斑'是什么? 是不是白癜风? 要不要紧?"等,其实大部分都是白色糠疹。白癜风是一种常见的难治性后天性色素脱失性皮肤病,病因复杂。全身均可发病,以腔口周围(如口周、肛周、眼周等)及骨骼凸起的摩擦部位常见。表现为大小不等、形状不规则色素脱失斑,色如白纸,边界清楚,周边正常皮肤可颜色加深。

两者鉴别之处:

❀ 白色糠疹为色素减退斑,表现为淡白色,边界不清,表面有细小鳞屑;白癜风为色素脱失斑,表现为白斑,边界清楚,表面无鳞屑。

🌼 发病部位:白色糠疹以面部最常见,躯干及四肢也可发生。白癜风任何部位均可累及。头皮受累时毛发可为白色。

🌼 伍德灯下白癜风呈亮白色荧光。白色糠疹为暗白色,无荧光。

🌼 病程上白色糠疹可自行消退,白癜风呈慢性病程,一般不自行消退。

虽然鉴别点很多,但需注意早期的白癜风可表现为色素减退斑,而非色素脱失,所以动态观察及定期复诊也是鉴别两者的主要方法。近年来,皮肤CT也逐渐应用于白癜风的诊断及其鉴别中。

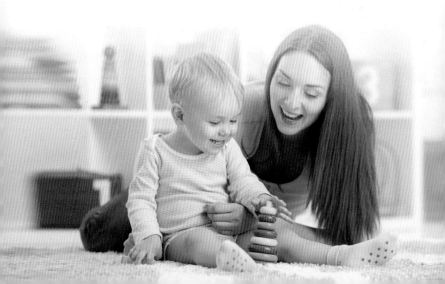

青春痘是怎样产生的?

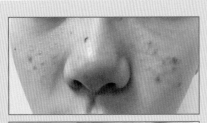

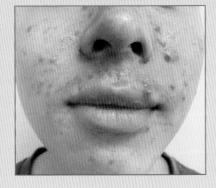

青春痘是青少年常见的皮肤病,是一种毛囊皮脂腺的慢性炎症,由各种原因造成的皮脂腺管与毛孔的阻塞,使皮脂外流不畅所致。其原因有几个方面:一方面是油性皮肤,分泌油脂易阻住毛囊口;另一方面,青春期男性雄性激素分泌增多,这种激素能促进皮脂腺细胞分泌皮脂增多;此外,人的皮肤上存在一些寄生菌,分解皮脂,转变成游离脂肪酸,这些酸性的产物引起毛囊及毛囊周围发生炎症,引起痤疮皮损。

青春痘需要治疗吗？

　　青春痘不同程度影响到患者的外貌及心理健康，影响到患者的人际交往，应该早期及时治疗。有一些家长认为痤疮是人的一种生理现象，没有必要治疗，这种观点是错误的。如果皮疹较少，症状较轻，可以用一些祛痘洗面奶，清洗皮肤油性分泌物，待其自然消退。如果皮疹较多，特别是脓疱、结节、脓肿、囊肿性痤疮者，应积极治疗。因为重症痤疮容易遗留下凹陷性或增生性瘢痕，严重影响美观。痤疮患者病因复杂，存在个体差异，不主张患者自己用药，应该到医院皮肤科就诊，根据具体的情况予以恰当的治疗。

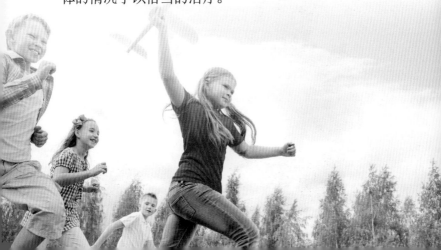

青春痘个人护理如何进行？

生活要规律，不要熬夜，注意劳逸结合。长了痤疮要积极治疗，不要有过多的心理负担，心情舒畅对于痤疮的治疗十分有益。多吃新鲜蔬菜和水果，少吃脂肪、糖类和辛辣等刺激性食物，保持大便通畅。用温水及去油洗面奶洗脸，因为冷水不易去除油脂，不要涂油脂类的化妆品，以免堵塞毛孔，加重痤疮。不要用手去挤压粉刺，以免引起化脓发炎，以及形成瘢痕和色素沉着，影响美观。

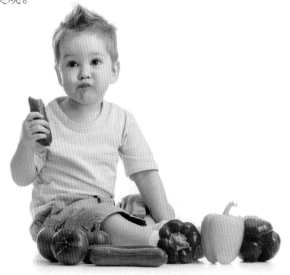

生长纹是怎样产生的?

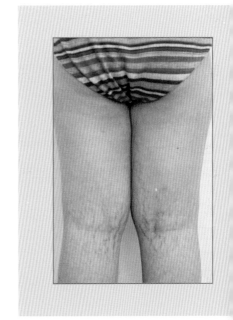

生长纹又叫膨胀纹。是由于骨骼和肌肉生长过快,超过了皮肤的生长的速度,真皮的弹力纤维断裂,形成多条淡红色或紫色条纹状萎缩。久后转为淡白色。无自觉症状。青春期膨胀纹,好发于股内侧、臀部及后腰部。是健康男女青少年发育时期的一种生理现象。数月至两年后,变为与肤色接近的浅色痕迹,不需要治疗。

(王召阳)

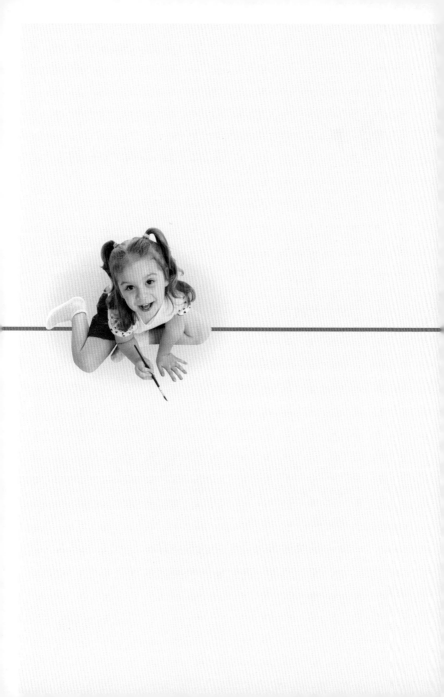

十、毛发和甲病

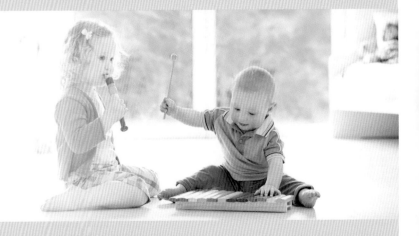

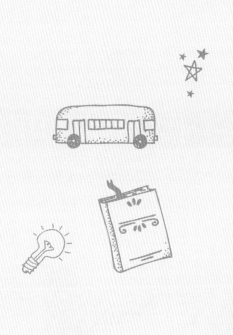

为什么斑秃又叫"鬼剃头"？
斑秃常有哪几种表现？

多数孩子因家长无意间发现头部有几处没头发而就诊,绝大多数情况下这见于"斑秃",也就是俗称的"鬼剃头",因突然发生的局灶性斑片状脱发,常无自觉症状而得名。目前斑秃的人群发病率约0.2%。当然,头部脱发斑可见于多种情况,我们需除外由其他疾病引起的脱发,如其他各种原因所致毛囊损害而引起的瘢痕性脱

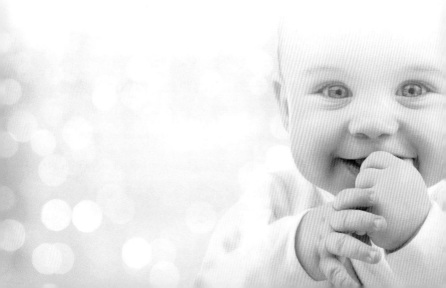

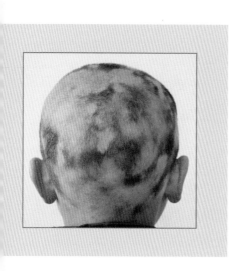

发,常见的儿童皮肤狼疮可表现为脱发斑,但常有原发病的表现,如脱发处头皮萎缩性红斑等。而斑秃的患儿,脱发受累部位头皮一般正常,活动期脱发斑的边缘头发易拔出。脱发斑数目较少的患儿,约50%~80%一年内常可自行恢复。

根据脱发的形状可将斑秃分为单灶性斑秃、多灶性斑秃、网状斑秃,此三型斑秃顾名思义,分别指的是仅有一处脱发斑、有多处脱发斑和脱发斑排列成网状形式。全秃指头皮全部毛发脱落,普秃指除头发外,尚伴有眉毛、睫毛及躯干部体毛的脱失。匍匐性斑秃表现为自后枕部经由耳上、颞缘至额前发际呈环状的脱发,而马蹄形脱发与匍匐性脱发相反,仅仅累及前额部、顶颞部,余四周发际并无受累。分型不同,治疗亦存在差异。有资料报道,除全秃、普秃外,匍匐性斑秃治疗效果欠佳。

引起斑秃的原因有哪些?
儿童斑秃需如何护理?

正常人头皮大约有 10 万根头发,随着年龄增长,人类毛发不再增加。正常人每天可脱落 70~100 根头发。故不是任何的脱发都称之为"斑秃"。常见的引起斑秃的原因包括三大方面:遗传因素、免疫因素、环境因素。其中,免疫因素是目前比较公认的引起斑秃的主要原因之一。而环境因素尚且包括精神心理因素、营养饮食因素等对斑秃的影响。

目前国内外尚无治疗斑秃的强有力方法。尤其在儿童,发病年龄越早,病情越重,越难恢复。本病对躯体健康并没有直接的损害,治疗以

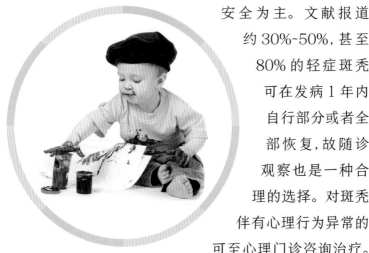

安全为主。文献报道约 30%~50%,甚至 80% 的轻症斑秃可在发病 1 年内自行部分或者全部恢复,故随诊观察也是一种合理的选择。对斑秃伴有心理行为异常的可至心理门诊咨询治疗。

家庭治疗中,外擦生姜有助于斑秃的恢复。对严重脱发者长时间内不恢复可选择佩戴假发治疗。值得注意的是,在儿童,脱发有时与头皮真菌感染有关,此时头发往往容易拔出,头皮会有一些脱屑、红肿等表现,严重时受累部位脱发将不能恢复。

什么是拔毛癖？

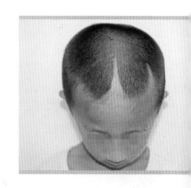

所谓的"拔毛癖"是指由患儿反复牵拉、扭转和摩擦毛发引起的脱发，也可以因使用镊子、剪刀或剃刀所致。该病通常认为是强迫观念与行为性疾病，中华医学会精神病学会制定的精神疾病分类里将其定归为冲动控制障碍，但也可能与习惯性动作、环境压力或焦虑有关。

学龄前儿童和青春期早期为本病发病高峰。临床表现为奇形怪状的脱发区，边界不整齐，通常呈片状或条带状。好发于头顶或头皮边缘，少数可累及整个头皮、眉毛和睫毛。特征性表现为脱发区可见残存的毛发及断发。本病分为聚焦性（有意识性）和非聚焦性（无意识性）两型。聚焦性拔毛癖是为控制不良情绪而发生的有意识行为，非聚焦性拔毛通常是习惯性拔毛。可带患儿进行心理咨询，通过行为疗法、精神疗法等进行治疗，纠正习惯后，头发一般可自行恢复。

少白头是怎么回事?

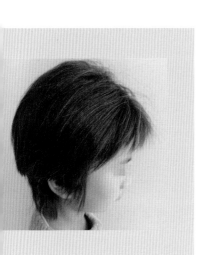

　　毛发的颜色与毛干中黑素的量、性质及分布有关。黑素细胞可产生两种不同类型的黑色素,从黑到棕色的真黑素和从黄到红褐色的褐黑素。真黑素和褐黑素的量和比率决定了毛发、皮肤和眼睛的颜色。发色的改变可见于多种疾病。缺铁性贫血可发生缺铁性节段性白发:即黑白相间的带。某些药物和化学物质也可引起毛发颜色改变。

　　临床常见的白发是指毛发灰或白色改变,在老年人则是生理现象。发生在儿童的早年灰发和白发,俗称"少白头"。可有家族史,也就是说与遗传因素相关,可能一个家庭里,父母亲、堂兄弟、姐妹等存在这种现象。先天泛发性白发可见于白化病,而部分患者可伴发器官特异性自身免疫病、恶性贫血或甲状腺功能亢进等。后天性少年白发亦可能与精神创伤、情绪激动等精神心理因素和饮食等微量元素缺乏有关。

本病常仅影响美观，不需要特别处理。保持日常生活规律，减少压力并均衡饮食即可，有美容要求者可选择合理染发。

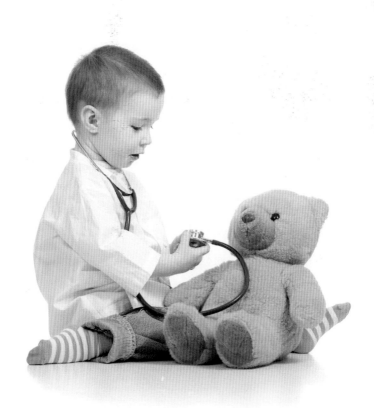

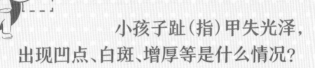

小孩子趾(指)甲失光泽，出现凹点、白斑、增厚等是什么情况？

甲是上皮组织的衍生物，机体全身性疾病和皮肤疾病均可对指甲的营养和发育产生影响。甲病的临床表现多种多样，有时疾病名称已说明甲改变的临床表现，如甲纵脊、甲横沟等。有时候有些甲改变是全身性疾病的体现，如扁平苔藓甲改变、银屑病甲改变、手足口病甲改变等。这时候需要注意原发疾病的诊断和治疗。在儿童真菌感染引起甲改变较成人少，但亦需要除外，可行真菌镜检和培养协助。

临床上常不能明确引起甲改变的确定因素。大多数儿童甲改变并不伴有系统性疾病等情况，可能与营养膳食不均衡引起微量元素等缺乏相关,或者其他外伤、甲周常见的皮炎湿疹等引起。患儿家长可注意予患儿合理膳食,避免外伤,甲周围有皮炎湿疹等损害时及时就诊治疗原发病即可。有些患儿甲改变系个人行为所致,如咬甲、磨甲等习惯,家长可注意观察,必要时心理门诊咨询就诊,纠正习惯后甲改变可逐渐恢复。

有少数患儿生后或者生后不久即可见指(趾)甲的发黄增厚,常有家族史。这种情况可见于先天性厚甲症患者,系基因突变所致。

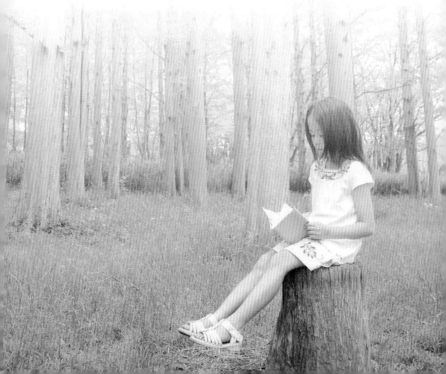

儿童带状黑甲是怎么回事?

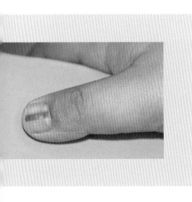

很多家长因发现孩子手指甲或足趾甲一侧或中间出现一条棕色至黑色条带而就诊。临床上,这种纵行带状黑甲表现为一条或多条纵向的贯穿整个指甲的色素带。宽度可从数毫米至整个指甲。甲板色素带在有色人种极为少见,可由轻微损伤引起,其色素带为黑素细胞被激活所致。在其他人种中,甲母痣即甲基质中色素痣,是儿童纵向黑甲的常见原因。其产生的黑色素随甲板的生长向前推进至甲游离缘,在甲板上呈现出纵行的棕黑色条纹。本病可累及各个手指或足趾,手指更为常见,特别是大拇指。甲周组织也可能有色素沉着。

甲母痣不可自行消退,但产生的色素可以减少。甲母痣的活检及切除术会造成甲的毁形,故治疗方法选择目前仍有争论。该病可随年龄增长皮损持续增宽,甚至累及整个指(趾)甲,且有儿童甲母质原位恶性黑色素瘤的报道,儿童期间对纵行黑甲定期随访是有必要的。

(孙玉娟 刘元香)

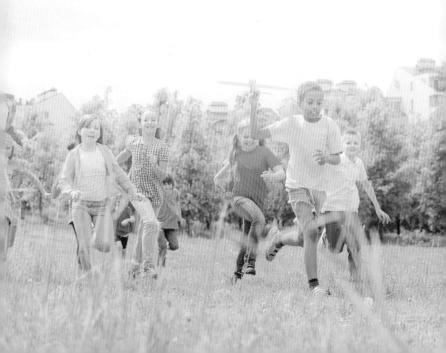

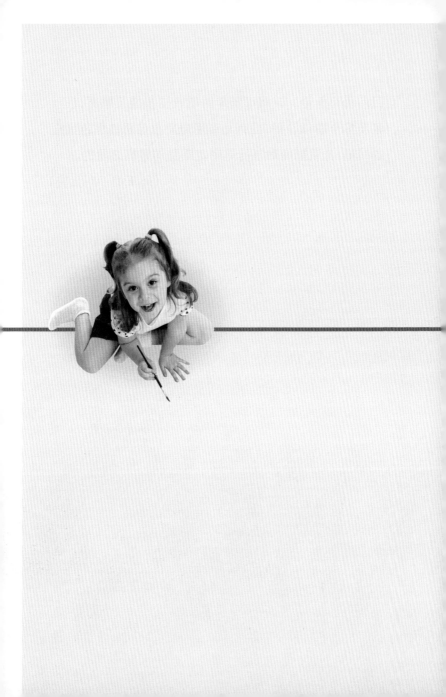

十一、遗传性皮肤病

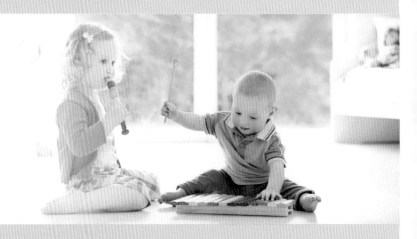

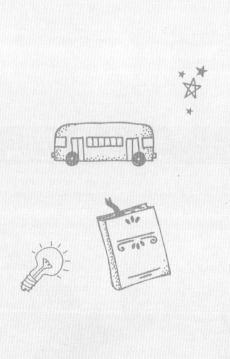

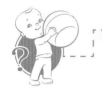

什么是鱼鳞病?

　　鱼鳞病是一种常见的遗传性皮肤病,主要表现为皮肤干燥脱屑等症状。之所以称之为鱼鳞病,是因为此类患者多在四肢伸侧可以见到多角形的皮肤脱屑,也就是鳞屑,其外观像鱼鳞状,所以称之为鱼鳞病。鱼鳞病可以遗传给下一代,在家族中不断传播。通常鱼鳞病有季节性变化,在寒冷干燥的季节皮肤干燥脱屑和瘙痒的感觉加重,而到了温暖潮湿的季节,各种症状就会明显好转。大多数鱼鳞病外用润肤剂就能够明显缓解。

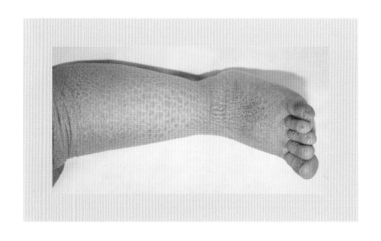

鱼鳞病传染吗?

　　鱼鳞病作为一种遗传性皮肤病,可以遗传给下一代,但是没有传染性,即使与鱼鳞病患者亲密生活和接触也不用担心被传染。至于通常一家中数个家族成员患有鱼鳞病的情况,是由于遗传因素导致的。鱼鳞病的遗传方式有很多种,总的来讲可以分为显性和隐性。前者表现为家族中每一代都有患者,而后者不一定每一代都有患者,可以见到隔代遗传的现象。当然,很多患者的父母没有鱼鳞病,或不携带鱼鳞病相关的基因突变,这些人称为单发患者,可以理解为家族中只有这些患者的基因发生了变异而导致发病。

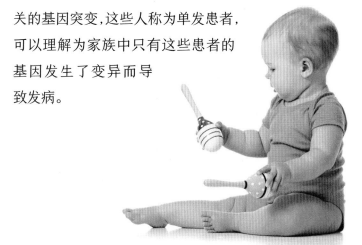

鱼鳞病有几种？

鱼鳞病根据临床皮肤表现和致病基因的不同，通常分为以下几种：

✿ **寻常型鱼鳞病**：是最常见的临床类型。有统计显示，在中国汉族人群中有5%~10%的发病率。本型患者大多数只是表现为冬季皮肤干燥，瘙痒和皮肤脱屑不严重。在小腿的伸侧可见到少量的细小皮肤鳞屑。本病是具有不全外显率的常染色体显性遗传病，也就是说，有的患者可以携带致病基因但没有临床症状，这就解释了为什么在家族中可以见到有的患者皮肤干燥脱屑的症状重，有的症状则比较轻。

✿ **性联隐性鱼鳞病**：本型有特征性的临床表现，虽然家族中成员都带有基因突变，但家族中患者都为男性，女性不发病。男性患者的皮肤广泛干燥，颈部和四肢伸侧皮肤粗糙，可见深褐色大片状鳞屑。较第一种的寻常型鱼鳞病，性联鱼鳞病除了皮肤表现外，还可以合并头发少、视力异常、心脏畸形和牙齿异常等表现。

✿ **板层状鱼鳞病**：是一种重型的鱼鳞病，表现为全身大片状脱皮、头发稀疏、眼皮不能完全闭合以及指甲明显增厚等特点。本型是隐性遗传，也就是说，患者的父母都带有一些基因异常，但皮肤外观没有鱼鳞病表现，但他们结婚后所生的孩子会同时带有父母两人的基因异常，就会导致发病。

🌼 **鱼鳞病相关的综合征**：有些鱼鳞病患者出生时就全身皮肤发红，伴有严重的干燥脱屑。此外合并有多种皮肤以外的病理表现，如还可以发生眼睛怕见光、头发脱落、耳聋和智力缺陷等表现。在医学上就叫做鱼鳞病相关的综合征。

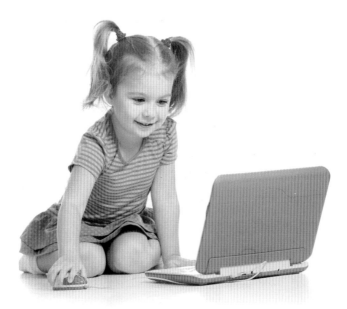

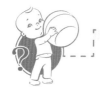

鱼鳞病能治吗？

治疗鱼鳞病的原则是外用润肤剂，缓解症状。另外，可以根据临床的轻重，给予患者适当的外用和内服药物治疗。现今阶段，还没有根治鱼鳞病的治疗方法，因此，给予患者合适的皮肤护理是最重要的措施。针对鱼鳞病患者皮肤干燥的特点，根据不同的季节，可以施以不同的润肤剂。例如，患者的皮肤在冬季显著的干燥和瘙痒，那就要用油性很大的润肤剂，如凡士林油剂或润肤霜等；在夏天，患者的皮肤只有细小的脱屑，可以选择润肤露等比较清爽的润肤品。如果瘙痒导致经常搔抓或影响睡眠，要及时外用樟脑乳膏等止痒剂缓解症状，防止搔抓后出现皮肤感染等并发症。使用润肤剂要持之以恒，坚持每天使用。另外，鱼鳞病患者还要注意洗澡的次数和方法。一般夏季可以隔天洗一次澡，冬季的洗澡频率应为每周1~2次。洗澡时水温以38℃以下为宜。因为热水洗浴当时会缓解痒感，但洗澡后会使得原来的痒感更加明显。

什么是先天性大疱性表皮松解症?

先天性大疱性表皮松解症(EB)是一组单基因遗传性皮肤病,临床上以皮肤或黏膜轻微外伤后出现水疱和糜烂为基本特征,发病率为大约1/50万。研究显示,EB是由于编码表皮与真皮交界处结构蛋白的基因发生了某种突变而致病。EB患者的皮肤黏膜长期反复发生破溃,削弱了患者皮肤屏障功能的同时,也带来了巨大的痛苦。EB依其水疱在皮肤中的深度可分为3类:单纯型的水疱在表皮层;交界型的水疱在表皮和真皮交界区基底膜的透明板处;营养不良型的水疱在真皮上层致密板下处深层位置。

轻型EB患者可以只有手足部位出水疱的表现,

而重型 EB 患者的皮肤轻微碰触就极易破损,形成水疱和糜烂,皮肤、黏膜反复愈合后留下瘢痕,可以出现手足残毁性并指畸形和消化道狭窄等后遗症,此外还能累及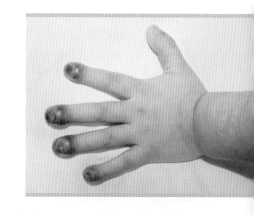眼结膜和口腔黏膜等处出现糜烂和反复感染。重症 EB 患者在年幼时可以因为感染及营养不良而死亡,还有部分患者在其 20 岁左右由于长期的皮肤创伤引发侵袭性鳞状细胞癌导致死亡。目前对 EB 的治疗主要以保守疗法为主,专业护理和避免皮肤机械损伤是临床上的主要治疗措施。对严重威胁到患者生命的 EB 患者而言,早期系统性的根治疗法才能最终解决它给患者带来的痛苦并阻止严重后遗症的发生,从而延长患者寿命。

先天性大疱性表皮松解症
有患者组织吗?

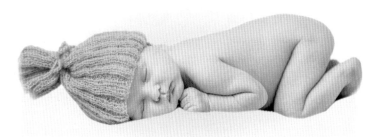

　　先天性大疱性表皮松解症是一种罕见病,随着社会经济的发展,此类疾病逐步得到了社会的关注。对于罕见病,只有相关专业的资深医师才能够帮助患者进行适当的处理,因此,就连许多普通的皮肤科专科医师都无法很好地诊治和指导此类患者。目前,中国已经建立了上海德博蝴蝶宝贝关爱中心等患者组织,像欧美国家一样,建立起了患者之间沟通和交流的平台,并保持与国际患者协会的联系。患者和医师保持互动,可以把疾病治疗的进展最快地传达给患者,也可以及时得到反馈。

先天性大疱性表皮松解症
如何护理和治疗？

本病目前临床上无法治愈，只能采取加强皮肤护理等对症治疗的方法，减少大疱的出现，避免创面感染，把患儿痛苦降到最低点。本患儿的治疗方面，首先要尽量减少水疱的发生。

具体方法是：

❀ 在护理患儿时，动作要轻柔，穿着宽松衣物，鞋袜要大小合适，不要过于紧绷。

❀ 当患儿皮肤出现水疱时，应避免挤压和摩擦完整的水疱使其进一步扩大，并指导家长掌握如何在无菌状态下使用注射器抽出疱液的方法。

❀ 水疱、大疱破溃后糜烂面的护理，可以用浸有雷夫奴尔溶液的小块纱布覆盖于缺损皮肤表面，用以保护皮肤避免继发感染。具体方法是：将无菌纱布剪成普通邮票大小的方块，用上述雷夫奴尔溶液浸透纱布，以溶液不会滴落的湿度为宜。再轻取纱布，小心覆盖在糜烂创面上，每块纱布间隔 1.5 厘米左右的距离。待 1

小时左右纱布趋于干燥后,用镊子轻取下干燥纱布,换用新的湿润纱布。

🌼 对于表面有较多炎性渗出考虑继发感染的皮损创面,护理方法是:先要祛除创面的坏死组织,然后外涂莫匹罗星软膏抗感染治疗。

🌼 大面积表皮剥脱的皮损护理:如一侧前臂表皮完全剥脱形成糜烂面,首先可以用数片浸雷夫奴尔纱布或高分子凝胶敷料(其黏附力及舒适度优于纱布)覆盖在创面上,然后在外层裹覆无菌纱布,以保持创面清洁、干燥,每隔数小时定期更换,防止感染,促进创面愈合。

🌼 患者外观正常的皮肤,其脆性和防御功能也较低,应做好全身皮肤清洁,预防感染。此外,在水疱干涸、糜烂面近于痊愈时可见疱壁干燥形成的痂皮,需要细致地剪掉。缺损皮肤愈合后会留有瘢痕,可能造成关节活动障碍,嘱家长注意适当活动关节。特别是加强肢端皮损的治疗和护理,尽量保留指甲。另外每天测量体温 1 次,还要注意观察皮损处有无感染症状的发生。

患儿的父母应基本掌握皮肤创面的基础护理常识,能够自行观察和处理日常的皮损。几个月后复诊评估,患儿家属应对水疱、糜烂等各期的皮损能够分辨和进行初步的处理,皮损感染的情况较就诊前有明显减少。

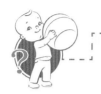

什么是白化病？

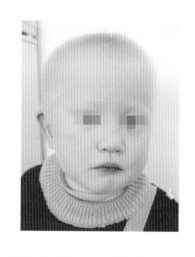

　　白化病是一种主要表现为皮肤和毛发变白的遗传性皮肤病。病因是由于患者身体内的酪氨酸酶功能异常，引起了黑色素的合成障碍才导致发病。临床常见的白化病患者是皮肤和眼睛都受累的类型，他们的皮肤外观为瓷白色，头发和眉毛等体毛也都是雪白或微黄色的，皮肤怕光，容易患日光性皮炎等。由于双眼视网膜没有色素，瞳孔为淡粉色，常有畏光、流泪、眼球震颤及散光等症状。临床还可以见到只有眼部病变而皮肤正常的患者，称为眼白化病，其致病机制与前者相同。白化病属于家族遗传性疾病，为常染色体隐性遗传，常发生于近亲结婚的人群中。有些患者还合并有体内其他系统的异常，如免疫缺陷和凝血功能异常等。

白化病能治疗吗？

白化病目前没有根治性的方法，只能采取适当的保护措施，尽量减少日光中的紫外线对皮肤和眼睛的伤害。因此，我们常见白化病的患者出门要打伞遮阳，或是皮肤涂抹防晒霜，都是为了减少日光性伤害而采取的物理性保护措施。对有免疫异常或凝血功能异常的患者，要及早发现，对症治疗，防止发生严重的并发症。目前本病无法根治，但可以在一定程度上加以预防。比如通过遗传咨询禁止近亲结婚，同时进行产前基因诊断也可预防此病患儿出生。

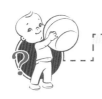

什么病容易与白化病相混淆？

白化病的皮肤表现是全身皮肤变白，因此需要与其他可以出现白斑表现的皮肤病相鉴别。首先是白癜风，本病比较常见，虽然病因有遗传因素，但会逐渐发病，需要较长时间才能泛发全身，与白化病的出生即周身发白、毛发变白的特点不同。第二是斑驳病，本病也是遗传性皮肤变白的疾病，可以出生即有，但其白斑中央可以见到正常皮肤，是本病与白化病全身白斑的最重要鉴别点。其他临床还可见白色糠疹等局限性的皮肤病，虽有白斑，但并无全身皮肤及毛发变白的特点，可以和白化病鉴别开来。

（徐哲）

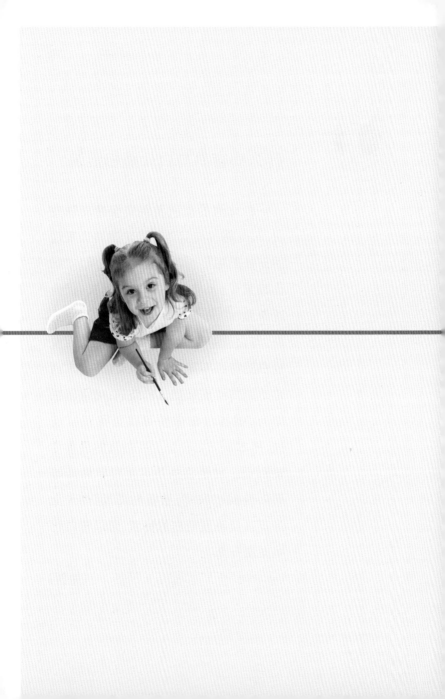

十二、痣和肿物

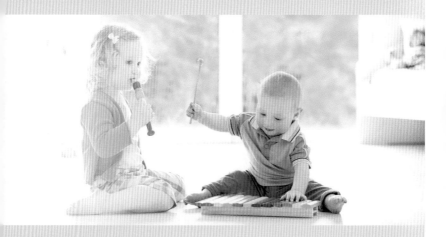

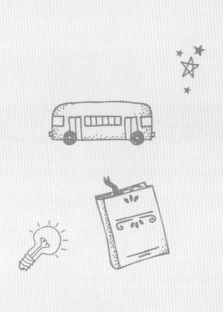

人为什么会长痣?

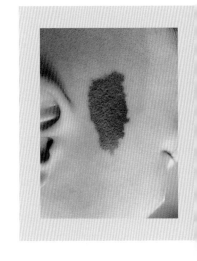

"痣"这个词在皮肤病学中意义比较宽泛,严格意义上是指一个局限的、先天性的皮肤异常。当使用这个词时,我们常常需要给它加一个合适的形容词来说明痣的来源,例如表皮痣、黑素细胞痣、皮脂腺痣、结缔组织痣、鲜红斑痣等。但是在日常使用中,痣通常被用来提示皮损是一种黑色素细胞来源的良性肿瘤,也就是色素痣。色素痣分为先天性的和后天获得性。先天性色素痣是出生之后即有的痣,其发病机制不明确,可能与成黑色素细胞的新生突变有关。获得性色素痣的数量在儿童时期会逐渐增加,在成年早期也有缓慢增多。色素痣的数目在三四十岁时达到一个稳定水平,此后数目开始缓慢下降。平均数目与遗传因素、肤色和紫外线的暴露有关。

什么样的痣需要治疗？

中小型的痣大多数都是良性的,通常不需治疗,但紫外线为主的环境因素在该病产生中发挥作用,故防晒教育非常重要。如果患者有美容要求可手术切除,另外易刺激部位(如掌跖及其他易摩擦部位)及皮损短期发生变化者可早期切除。先天性巨痣的恶变风险相对较高,对巨痣应经常进行临床查体和拍照,对痣体的迅速改变应立刻处理。如果不伴有神经系统黑变病,那么早期切除痣体并通过组织扩张器或植皮术修复皮损,可以减少痣细胞载量从而减少继发黑素瘤的风险,但是需要进行多次毁损性手术。

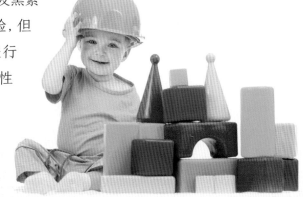

可以用激光点"痦子"吗?

痦子就是医学上称为的"色素痣",更多指较小的色素痣,是皮肤的色素性良性肿瘤,去除的方法很多,激光点痣是其中的一种常用方法,但较容易复发,且无法留取组织标本进行病理检查。一般来说,面积越大的痣体留疤和复发的风险也越大,所以,临床上仅建议用激光去除小痣。

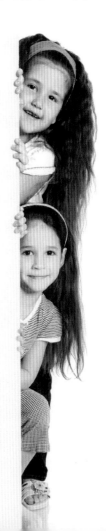

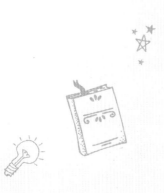

痣恶变时的表现有哪些?

中小型的痣恶变的几率很低,但较短时间内出现变化者需要引起重视,这些变化包括:

🌼 痣体快速变大;

🌼 出现卫星灶;

🌼 出现杂色,尤其是出现红色、棕色、灰色、黑色、蓝色和色素失禁;

🌼 边界不规则或出现凹痕;

🌼 质地的变化如脱屑、糜烂、溃疡和硬化;

🌼 局部淋巴结肿大。

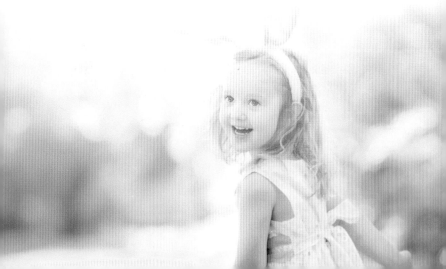

什么叫兽皮痣?

兽皮痣就是先天性巨大色素痣。先天性色素痣很多见,但直径超过20cm的先天性巨大色素痣,就很少见了;这些痣皮损表面一般较粗糙、肥厚,上有黑色毛发,形似兽皮样外观,故又称兽皮样痣。好发于头、面、背、腰部或一侧肢体。有恶变的风险。

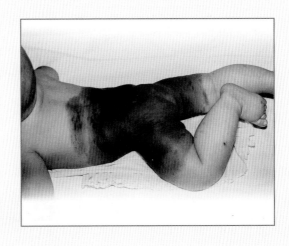

痣上长毛好不好?

痣本身是身体黑色素细胞的良性肿瘤,其上的细胞多营养充足,新陈代谢快,皮肤上本来就有毛囊,痣细胞下面的毛囊往往相对较大,长出来的毛也会相对长一点、硬一点,这是正常现象。所以,痣上有毛不是恶性的表现,常常提示为良性痣。

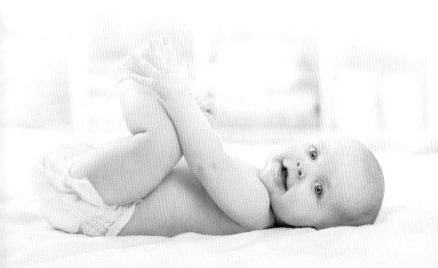

头皮上不长头发的
黄色胎记是什么?

"胎记"多指出生就有的皮肤损害,是单位面积皮肤中一种或多种正常组分过多的结果,这些高分化的细胞聚集可来源于血管、淋巴管、色素细胞、毛囊、皮脂腺、表皮、胶原等。如果是头皮上的黄色胎记,最常见的原因就是头皮皮脂腺痣。它是一种由表皮、真皮和皮肤附属器构成的错构瘤,主要成分为皮脂腺。最常见于头皮,也可见于面部和颈部。皮损早期呈淡黄色斑块,无毛发生长。随年龄增长可逐渐出现增生。

皮脂腺痣有哪些特点？

皮脂腺痣的临床表现在不同年龄时期各不相同：

🌼 **儿童期**：皮损表现为淡黄色的斑块，略高出皮面，表面有蜡样光泽，无毛发生长；

🌼 **青春期**：因皮脂腺充分发育，皮损表面可呈结节状、分叶状或疣状；

🌼 **成年期**：皮损呈疣状，质地坚实，可呈棕褐色。

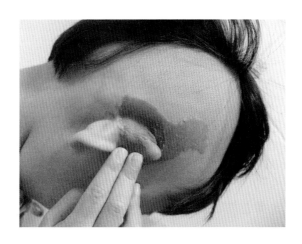

皮脂腺痣需要治疗么，如何治疗？

因皮脂腺痣可继发其他附属器肿瘤，甚至有发生基底细胞癌的风险；另外，这些皮损常发生于头颈部，随时间推移，皮脂腺痣会出现疣状增生严重影响外观，多数患者不能忍受。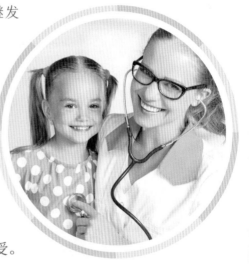所以皮脂腺痣是需要治疗的。

建议可于儿童期手术切除，深达脂肪层或筋膜层的完全切除是有必要的，刮出、冷冻或激光治疗通常无法获得成功。

皮脂腺痣会发生恶变么？

皮脂腺痣有发展为基底细胞癌、皮脂腺癌和顶泌汗腺癌的风险，但发生率较低，且多于成年之后出现。

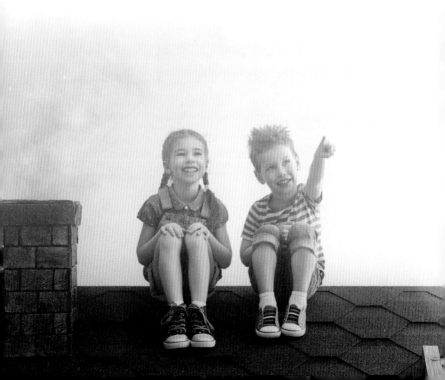

表皮痣是什么样子的？

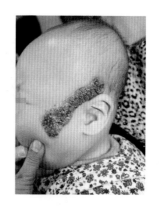

　　表皮痣又称疣状痣，是一种因表皮细胞局限性发育过度引起的表皮局限性发育异常，病因不明，可能和遗传因素有关。出生时或幼儿期发病，也有青春期发病者。表皮痣初起为角化性丘疹，逐渐增多并演变为黄色或棕黑色疣状损害，常呈带状分布，可发生于任何部位，如头部躯干或四肢。病变进展缓慢，到一定阶段时即静止不变。

　　根据临床表现可分为三型：

　　🌸 局限型皮疹局限于单侧，呈连续的或断续的带状或斑片状，无自觉症状；

　　🌸 泛发型皮疹双侧分布，呈多发或泛发性，甚至分布于体表的大部分，呈涡纹状或弧线形条纹；

　　🌸 炎症性常位于下肢，也可全身分布，伴有剧烈瘙痒，因搔抓而使皮损发红，上覆脱屑和结痂。

表皮痣应该怎样治疗？

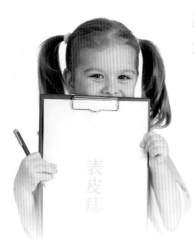

因表皮痣常常影响美观或伴有瘙痒不适，所以患儿家长常常积极地要求治疗。长期口服维A酸类药物可减轻系统性表皮痣的厚度，但不能完全消除皮损。外用维A酸软膏，疗效亦有限。另外可采用电灼、液氮冷冻和CO_2激光治疗，但较易复发；手术切除可以根治，如果面积较大，则切除困难。所以需要根据患儿具体情况制订个体化的治疗方案。

常见的皮肤肿物有哪些?

皮肤肿物种类繁多,可以由表皮或黏膜细胞分化而来,也可由黑色素细胞、皮肤附属器、真皮或皮下组织分化而来。分为良性和恶性,其中良性肿瘤在儿童期间占绝大多数。这些肿瘤最重要的影响在于可引起外观缺陷,或者与某些系统疾病相关联。恶性肿瘤在儿童相对罕见,但不容忽视。皮肤肿物有以下几种来源:

🌼 皮肤肿瘤黑色素细胞来源的包括色素痣、晕痣、斑痣、Spitz 痣、蓝痣、恶性黑色素瘤等;

🌼 表皮来源的肿瘤包括表皮囊肿、皮样囊肿、表皮痣、脂溢性角化、基底细胞癌等;

🌼 附属器来源的肿瘤包括皮脂腺痣、毛母质瘤、汗管瘤、毛发上皮瘤、粉刺样痣、多发脂囊瘤等;

🌼 来源于真皮组织的肿瘤有皮肤纤维瘤、结缔组织痣、增生性瘢痕和瘢痕疙瘩、婴儿指(趾)端纤维瘤等;

🌼 来源于皮下组织的肿瘤常见的有脂肪瘤等。

为什么出生时额头上就会长"包"？

在出生后或生后不久如果发现额部尤其是眼眶上方鼓起一包,临床上最常见的就是"皮样囊肿",该病为先天性缺陷,是胚胎发育过程中由外胚层组织沿胚胎闭合线分离而形成。一般出生时即可发现,但有时在囊肿增大或继发感染才会发现。多无自觉症状,常为单发,肿物位于皮下,呈半球形隆起,与表皮不粘连,但与下方组织粘连,直径约1~4cm,个别可更大。触诊质硬,不可压缩,无搏动。常位于眼周,尤其是眉毛外侧,也可见于鼻、头皮、颈部、胸骨、骶骨和阴囊。本病可逐渐增大,影响美观,也可继发感染,治疗需手术切除。罕见有癌变者。

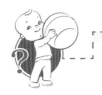

为什么中线附近的
皮样囊肿要重视?

人类胚胎发育的第 3~5 周是神经管形成、神经外胚层与体表外胚层分离、中胚层移入的重要阶段,如果在这些过程中出现异常,可导致程度不一的畸形,轻度的为皮肤异常,重者可出现神经管缺陷。皮样囊肿、皮窦、脑膜膨出及脑组织异位都可发生于中线部位。如果先天性正中线皮损或头皮结节伴有其他相关特征,则需要在手术或活检前进行详细的检查,以除外与中枢神经系统交通的情况。

儿童头面部皮肤上常见的
质硬斑块状样肿物是什么？
如何治疗？

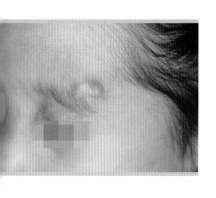

儿童期间体表的良性肿物最常见的一种就是毛母质瘤，又称钙化性上皮瘤。本病是一种起源于向毛母质细胞分化的原始上皮胚芽细胞的良性肿物。多数单发，多发者罕见，多发者有常染色体显性遗传的倾向。本病可发生于任何年龄，以儿童期发病最为多见。好发于头面部，其次为上肢、颈、躯干及下肢。肿物位于真皮或皮下，表现为质硬的结节，略隆起，与表皮粘连，基底可活动，呈皮肤色、红色和淡蓝色，直径 0.5~5cm，触感坚实，呈不规则状。可破溃，排出粉渣样物质。依据临床表现还可有穿通型、巨大型和水疱型等特殊的临床类型。

因本病可逐渐长大，且侵犯皮肤出现破溃及感染。又因该肿物多发生于头面部，影响美观，故建议可早期切除。

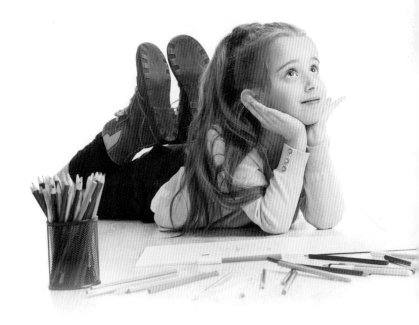

什么是表皮囊肿？如何治疗？

我们最常见的皮肤囊肿就是表皮囊肿。表皮囊肿又称表皮样囊肿和角质囊肿，是一种真皮内含有角质的囊肿，囊壁由表皮构成。青年、儿童多见。好发于面、颈、胸和上背部。肿物表现为单个或多发的半球形隆起，直径 0.5~5cm 之间，质坚韧，正常肤色或淡黄色，表面光滑，可与皮肤粘连。部分囊肿中央可见毛囊皮脂腺开口，可挤出干酪样角质物。肿物增长缓慢，无自觉症状，但可发生无菌性炎症或继发感染。需要注意的是我们在面部经常看到的 1~2mm 的白色至黄色的粟丘疹也是小的表皮囊肿，多表现为表面光滑，数目较多，触诊坚实，无自觉症状的小囊肿，可分为原发型和继发型。原发型无明确的发病原因，为自行发生，有些患者有遗传因素。有报道 40%～50%的婴儿可有粟丘疹。通常发生于眼睑及颞部。新生儿粟丘疹多在出生后数周内自行消退。继发型多伴发大疱性疾病,也多发生于外伤后如擦伤、搔抓伤和面部炎症性发

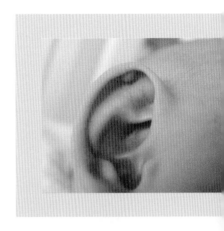

疹及皮肤磨削后。多发生于耳廓、手背、前臂及外伤皮损处。

因表皮囊肿常可继发感染,可以考虑在无感染的阶段进行手术切除。粟丘疹可不治疗,如有需求,可通过用针头、手术刀刺破其上方表皮并挤出囊肿而使之去除。对于多发性面部粟丘疹,局部外用维 A 酸疗法有助于减少粟丘疹的数量。

(韩晓锋)

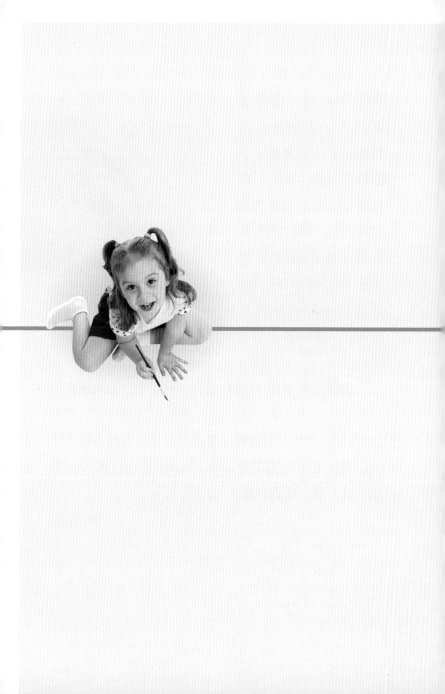

十三、肥大细胞增生症

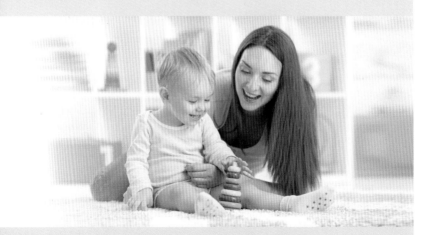

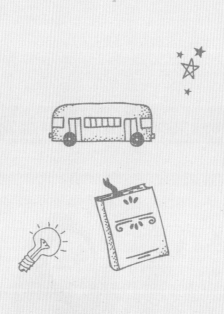

孩子身上长褐色斑,表面经常起疙瘩,出水疱是怎么回事?

皮肤出现褐色斑可能是咖啡斑、炎症后色素沉着、色素性荨麻疹等。咖啡斑一般出生即有,表现为褐色斑片,多为单发,也可多发,无瘙痒等自觉症状。炎症后色素沉着为皮肤急性和慢性炎症后发生色素沉着,一般无自觉症状,在出现褐色斑之前,一般有炎症性皮肤病,如湿疹、虫咬皮炎、固定性药疹等。这两者皮疹表面一般不会出现"疙瘩"和"水疱"。色素性荨麻疹

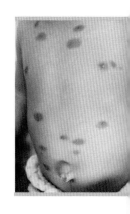

为肥大细胞增生症的一种类型,表现为褐色斑片、丘疹、斑块,可伴瘙痒。皮疹处肥大细胞异常增多,而肥大细胞内包含很多炎症介质,如组胺、肝素、白三烯、前列腺素、血小板活化因子及蛋白酶类等,受热或摩擦等刺激后,肥大细胞容易脱颗粒,细胞内的炎症介质释放,引起炎症反应,表现出红色风团,甚至水疱。孩子皮肤出现褐色斑,经常起"疙瘩",甚至"水疱",可能是肥大细胞增生症。

肥大细胞增生症的孩子
吃东西要忌口吗?

　　肥大细胞增生症为皮肤肥大细胞异常增多,某些食物可诱发肥大细胞脱颗粒,另肥大细胞增生症患者皮疹出现瘙痒、风团,甚至水疱,因此,需忌食此类食物,主要包括辛辣食物、海鲜类食物。此外,如宝宝进食某种食物后,皮肤多次出现瘙痒、风团或水疱,建议此后避免食用该食物。

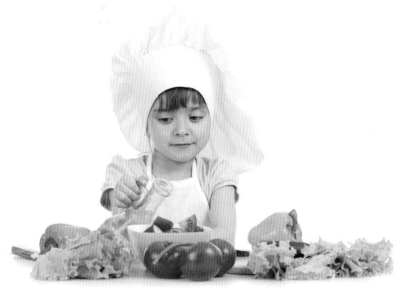

肥大细胞增生症的孩子
可以接种疫苗吗？

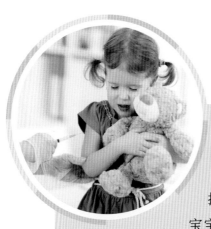

肥大细胞增生症的宝宝接种疫苗与一般宝宝接种疫苗的风险是相同的,但如果出现过敏反应,肥大细胞增生症宝宝的过敏反应可能比一般宝宝要严重,因此,肥大细胞增生症的宝宝接种疫苗后,需在医院密切观察,确定无异常后方可离院。

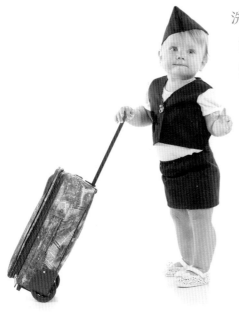

肥大细胞增生症的孩子需要如何护理,如何治疗,可以根治吗?

肥大细胞受到刺激易脱颗粒,孩子出现瘙痒、风团等不适,因此,肥大细胞增生症的孩子需注意避免这些刺激,主要包括热刺激、摩擦刺激、情绪激动、剧烈运动等。在日常生活中,需注意让孩子在温度适宜的环境下,衣物宽松适当,不宜太热;洗浴宜盆浴,尽量勿搓澡,水温 32~36℃,洗浴完毕适当润肤;最好忌食辛辣食物及海鲜类食物;避免搔抓、摩擦等刺激。

肥大细胞增生症包括皮肤型和系统型。皮肤型仅累及皮肤,预后较好,大多数患者青春期前后皮疹可消退。系统型除累及皮肤外,可累及骨髓、肝脾、淋巴结及胃肠道等皮外器官,预后较差。儿童发病多数为皮肤型,但需定期至医院就诊监测有无系统受累。如无系统累及,治疗根据孩子有无瘙痒、潮红、皮肤出风团、水疱等,视情况而定。如孩子经常出现这些情况,对生活造成一定影响,可口服抗组胺药控制症状,外用止痒剂对症止痒,如无这些情况,可随诊观察。如出现系统累及,需住院治疗。

(孙娟)

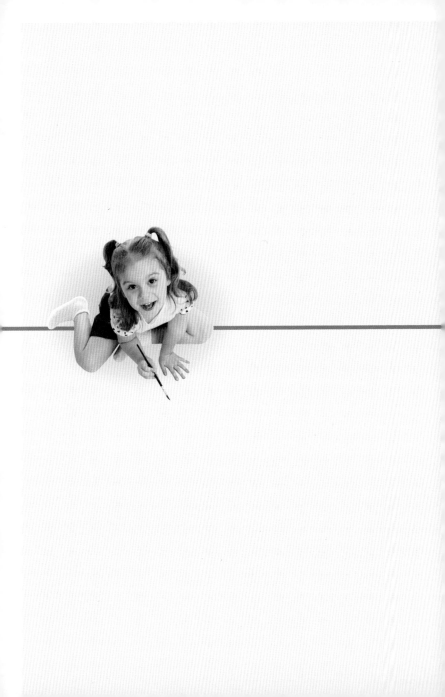

十四、先天梅毒

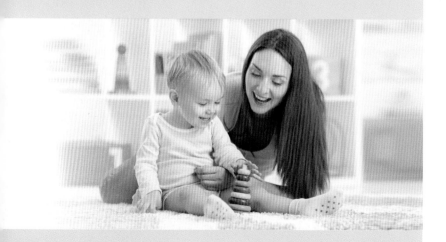

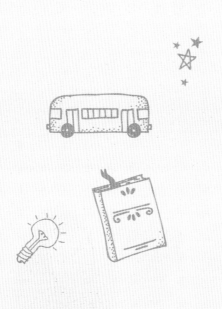

什么是先天梅毒？

先天梅毒又称胎传梅毒，病原体在母体内通过胎盘途径感染胎儿，可引起死产、早产，妊娠梅毒对胎儿的有害风险较正常孕妇高2.5倍，妊娠合并梅毒其围产儿病死率高达50%。是一种严重影响婴幼儿身心健康的疾病。梅毒发病率持续增高，胎传梅毒逐年攀升必须引起高度重视。

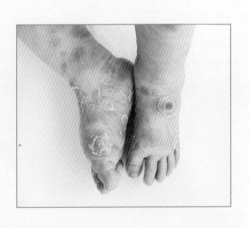

如何预防先天梅毒？

　　先天性梅毒是一种可预防的疾病，及时、正确治疗孕妇梅毒，是减少先天性梅毒发生率的最有效措施。因此要积极做好产前检查，及时治疗孕期梅毒。

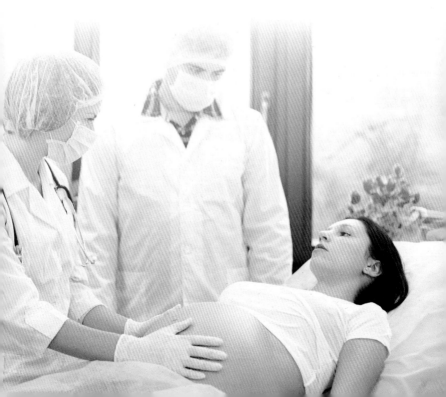

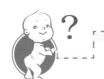

先天梅毒有哪些并发症？

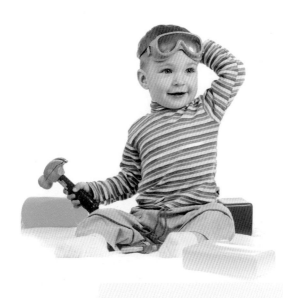

骨软骨炎、骨髓炎、梅毒脑膜炎等，涉及神经系统可留有慢性脑膜炎痉挛性瘫痪、惊厥、智力低下、耳聋及视神经萎缩等后遗症。

(杨小英)

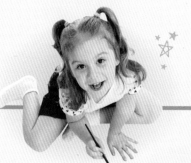

阅读笔记

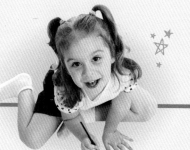

阅读笔记

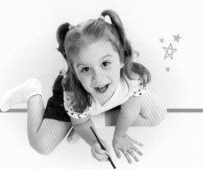

阅读笔记

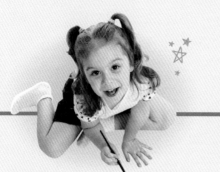

阅读笔记